权威·前沿·原创

皮书系列为

“十二五”“十三五”国家重点图书出版规划项目

民营医院蓝皮书

BLUE BOOK OF PRIVATE HOSPITALS

中国民营医院发展报告(2018)

ANNUAL REPORT ON CHINA'S PRIVATE HOSPITALS DEVELOPMENT (2018)

主　编／刘　谦

副主编／赵　淳　陈晓红

社会科学文献出版社
SOCIAL SCIENCES ACADEMIC PRESS (CHINA)

图书在版编目（CIP）数据

中国民营医院发展报告. 2018 / 刘谦主编. --北京：社会科学文献出版社，2019.3
（民营医院蓝皮书）
ISBN 978-7-5201-4460-5

Ⅰ.①中… Ⅱ.①刘… Ⅲ.①民营经济-医院-研究报告-中国-2018 Ⅳ.①R197.3

中国版本图书馆 CIP 数据核字（2019）第 047473 号

民营医院蓝皮书
中国民营医院发展报告（2018）

主　　编 / 刘　谦
副 主 编 / 赵　淳　陈晓红

出 版 人 / 谢寿光
责任编辑 / 王楠楠

出　　版 / 社会科学文献出版社・经济与管理分社（010）59367226
地址：北京市北三环中路甲 29 号院华龙大厦　邮编：100029
网址：www.ssap.com.cn
发　　行 / 市场营销中心（010）59367081　59367083
印　　装 / 三河市龙林印务有限公司

规　　格 / 开　本：787mm × 1092mm　1/16
印　张：19　字　数：255 千字
版　　次 / 2019 年 3 月第 1 版　2019 年 3 月第 1 次印刷
书　　号 / ISBN 978-7-5201-4460-5
定　　价 / 89.00 元

皮书序列号 / PSN B-2012-299-1/1

《中国民营医院发展报告（2018）》
编 委 会

《中国民营医院发展报告（2018）》
编 辑 部

主要编撰者简介

刘　谦　全国人大教科文卫委员会副主任委员、中国医院协会会长，中共党员，研究员。曾在美国波士顿大学医学院和麻省理工学院生物技术工程中心（BPEC）作访问学者，参加过哈佛大学肯尼迪政府管理学院高级管理人员培训（SEF 班）。曾任原卫生部科技教育司处长，科技部中国生物工程开发中心主任，国家863计划生物领域办公室主任、专家委员会成员，中国医学科学院、中国协和医科大学党委书记兼常务副院校长，北京协和医院院长，原卫生部副部长、党组成员，原国家卫生计生委副主任、党组成员，中央保健委员会原副主任兼办公室主任。

赵　淳　中国医院协会民营医院管理分会常务副会长，《医院报》社长，研究员，毕业于南开大学哲学系。曾任卫生部医院评审委员会委员、百佳医院办公室副主任、中国医院协会副秘书长、中国医院协会全国百姓放心示范医院管理评价办公室主任、《中国医院法治》杂志社副社长、《中国数字医学》编委等职。从事我国民营医院行业协会工作 17 年，发表或出版大量有关民营医院的文章及论著等。

陈晓红　主任医师，北京中卫云医疗数据分析与应用技术研究院专家，中国医院协会民营医院管理分会医疗质量评价部主任。1993 年主编《误诊学》，2018 年主编《中国误诊大数据分析》。从事医疗数据评价服务十余年。近五年协助中国医院协会民营医院管理分会率先在我国开展民营医院医疗数据评价服务工作，为民营医院建立了专业的医疗大数据服务平台。

摘　要

2015 年《全国医疗卫生服务体系规划纲要（2015—2020 年）》中的“2020 年全国医疗卫生服务体系资源要素配置主要指标”提出，“每千常住人口”的“社会办医院”床位数不低于 1.5 张。本书总报告中提到，2017 年成为我国民营医疗服务发展历程中的标志性时间，民营医疗服务在机构数量、卫生人力资源配置以及床位数量等方面，已经达到或接近全国医疗服务资源的 20%，提前实现了政策目标。社会发展为民营医院带来新的发展空间，社会办医正迎来中央及地方多重政策利好，社会办医是中国医改的一大关键点，在政策利好持续释放的背景下，社会办医迎来新高潮，民营医疗发展前景看好。

“发展篇”围绕 2017 年以来民营医院发展策略几方面的工作以及新型医疗机构的发展现状展开。《我国“医养结合”政策实施现状与思考》指出，“医养结合”政策实施的承担主体是民办养老机构而非公办养老机构，但在政策具体落地过程中，存在许多问题，面临严峻挑战，需要积极应对。《我国医生集团发展现状及相关建议》指出，目前我国各种形式的医生集团不断涌现，但与医生集团发展时间较长的美国、英国等相比仍有不足，尚需借鉴其发展与监管经验；我国应进一步完善相应的法律法规，明确机构性质，规范诊疗行为，健全人才培养体系等，规范、引导医生集团的健康发展。《我国国际远程会诊服务发展的现状、问题及对策》指出，当前我国国际远程会诊服务仍面临标准规范不清晰、制度不健全、评估难度大等主要问题；建议进一步明确国际远程会诊服务概念和准入标准、完善相关法律法规和监管机制、建立相应的评估体系、完善收费和补偿机制，以推动我国国际远程会诊服务的有序发展。《我国第三方医学实验室的发展现状与趋势》指出，我国第三方医学检验行业虽较发达国家起步晚，但近年来发展迅速，同时行业发展仍面临一些挑战和体制机制问题，需进一步优化行业环境、规范发展。

“运营篇”重点探讨民营医院的投资运营策略。投后管理是民营医院发展运营中非常重要的环节，当前我国民营医院投后管理中存在的主要问题是管理过少或管理过度，民营医院的投后管理者，要加强沟通，完善自我，明确战略定位，以促进民营医院的可持续发展。随着移动互联网、物联网、云计算、大数据等技术的应用与发展，“互联网+医疗”正全面构建和完善慢病管理体系，为慢病管理带来机遇及前所未有的变化。民营医院需认清形势，抓住“互联网+医疗”战略机遇，主动作为，尽快融入新医改的大环境。民营医院管理者应重视医疗质量管理体系的建设，解决运营和管理中的痛点，提高医院医疗质量管理水平，从而让民营医院走向良性循环发展之路。

“数据篇”发布了2018年民营医院医疗数据分析报告。中国医院协会民营医院管理分会自2014年启用“全国民营医院评价网络直报系统”，通过数据分析客观公正地评价民营医院综合实力。本书采纳2017年187家民营医院医疗数据，分别对数据上报质量和民营专科医院医疗数据进行统计分析。通过对民营医院2017年《住院患者病案首页（卫计统4-1)》数据进行逐项、多维度、全方位检测，发现民营医院病案首页填写仍然存在诸多问题，病案首页填写质量亟待提高。对72家专科医院的数据分析结果显示，多数民营二级综合医院规模较小，卫生技术人员不足，诊疗人次少，住院病人少，床位使用率不高，医疗质量和医疗服务能力稍逊于公立医院，但其医疗效率指标明显优于公立医院，这也提示民营医院在医疗服务能力及医疗服务质量方面有很大的提升和改善空间。

“实践篇”荟萃一批近年来发展势头良好的民营医院，总结其实践经验，包括：坚持标准化、专业化、同质化的连锁化道路，推动医疗资源的合理分布；规模化运营、关注医疗价值和人力资源管理、提升综合管理实力等办医亮点；通过培育良性医院文化助推民营医院经营业绩提高和高效发展的有益实践；聚焦区域布局，落实学科建设目标，打造医院可持续核心竞争力的发展模式；等等。这些均为民营医院的可持续、科学发展提供了有益的经验。

我国医改的推进和医疗服务的发展为民营医疗行业提出了新的挑战，民营医疗如何嵌入这一过程中，成为医改的参与者和实践者，是民营医疗未来发展的核心要务。

关键词：民营医院　集团化　医疗数据

目　录

Ⅰ　总报告

Ⅱ　发展篇

Ⅲ　运营篇

Ⅳ 数据篇

Ⅴ 实践篇

Ⅵ 附录

皮书数据库阅读**使用指南**

总 报 告

General Report

B.1

2017~2018年我国民营医院医疗服务总体状况

冯 文 王伟嵩 郭在新 岳东洋 杨喜旺*

摘 要： 本报告利用2011~2018年《中国卫生统计年鉴》数据，对民营医疗服务的资源配置、服务能力和财务状况进行描述性分析，旨在介绍我国民营医疗服务发展现状，认识和判断其在我国医疗服务体系中的角色和作用。到2017年，我国民营医疗服务的资源、能力均有快速增加和提高，资源配置水平已经超过或接近全国医疗服务资源的20%；门诊和住院服务能力占全国

* 冯文，北京大学公共卫生学院卫生政策与管理系副教授，主要从事医院管理、卫生政策研究；王伟嵩、郭在新，北京大学公共卫生学院卫生政策与管理系硕士研究生；岳东洋、杨喜旺，北京大学公共卫生学院卫生政策与管理系本科生。

医院的15%左右。但民营机构的工作效率较低，财务风险较高。规范发展是民营医疗服务的未来，因此，首先需要进一步完善民营医院发展的法律法规，规范民营医院的医疗行为和管理行为。其次，鼓励各种类型的社会资本进一步投资医疗服务领域，为我国的医疗服务事业带来更多、更优质的资源。最后，应积极鼓励医疗技术和信息技术在民营医院中的应用，通过技术革新带来服务革命。我国民营医疗服务在各项政策的带动下，将会得到更进一步的发展。

关键词： 民营医院 医疗服务 发展轨迹

在新一轮医改推动和促进下，我国民营医疗服务在数量和质量上都有了快速发展。社会办医作为医药卫生体制改革的重点之一，政府给予了大力扶持。尤其是进入“十三五”以来，各项政策和行业利好不断显现。2017 年 1 月，国务院印发《“十三五”卫生与健康规划》，提出放宽社会力量举办医疗机构准入的要求，支持社会力量以多种形式参与健康服务。2017 年 8 月，《国家卫生计生委关于深化“放管服”改革激发医疗领域投资活力的通知》（国卫法制发〔2017〕43 号）发布，其中更是对社会资本介入有了明确的政策指向。一系列地方扶持政策和规范性文件也不断出台。其他一些政策，如多点执业、个体诊所设置等也都为民营医疗服务机构的设立、人才吸引创造了条件，也为民营医院参与公平的行业竞争提供了机会。2017 年已经成为我国民营医疗服务发展历程中的标志性时间，这一年，民营医疗服务在机构数量、卫生人力资源配置以及床位数量等方面，已经达到或接近全国医疗服务资源的 20%；在门诊和住院服务数量上也有了长足进步。民间资本纷至沓来，成为我国医疗服务体系中越来越活跃的组成部分，新领域、新业态也持续出现，为我国医疗服务的整体发展提供了更为充足的动力。

为了更充分地理解和认识我国民营医疗服务和民营医院的发展状况，及其在我国医疗服务体系中的角色和作用，本报告利用2009年至2017年的国家卫生统计年鉴数据，分析到2017年末，我国民营医疗服务的资源配置水平、服务能力与机构运行效率，认识和理解2010年以来我国民营医疗服务的发展轨迹。

一 民营医疗资源

（一）机构数量

1. 民营医疗机构

2017年，我国医疗机构有98.7万家，其中民营机构的总数为44.7万家，占医疗机构总数的45.3%。

在我国医疗机构总体数量略有增加的情况下，民营医疗机构的数量却略有下降（见图1）。从2010年到2017年，我国医疗机构从93.7万家增加到98.7万家，年均增长率为0.7%。而民营医疗机构从2010年的44.8万家变到2017年的44.7万家，年均增长率为-0.02%。

从2010～2017年期间民营医疗机构数量的逐年变化情况来看，2010～2012年间出现了小幅震荡，2011年较2010年环比增长2.0%，但随后2012年较2011年环比减少2.2%。此后，民营医疗机构的数量仍然持续小幅下滑，但下滑速度逐渐降低。2015年之后，民营医疗机构的数量止跌回升，至2017年均处于稳步回升状态。

2010～2017年间，民营医疗机构数量占全国医疗机构数量的比例波动不大，占比最高为2011年的47.9%，最低为2014年的

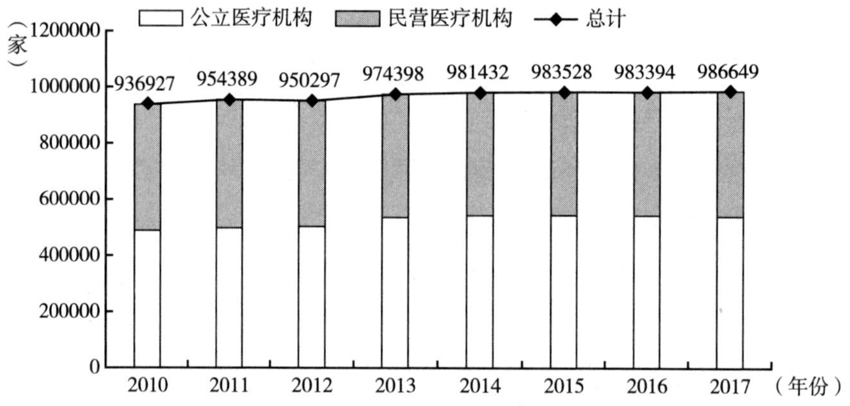

图1　2010～2017年我国医疗机构的数量变化

资料来源:《中国卫生统计年鉴》(2011～2012)、《中国卫生和计划生育统计年鉴》(2013～2017)、《2018中国卫生健康统计年鉴》。

44.7%。随着国家对民营医疗机构的政策支持力度加大，2017年民营医疗机构在我国医疗机构总量中占比升高到45.3%。

2. 民营医院

2017年，我国共有医院3.1万家，其中民营医院约1.9万家，占医院总数的60.4%。

2010～2017年，民营医院的发展速度超过我国医院的总体发展速度（见图2)。8年间，我国医院从2.1万家增加到3.1万家，年均增长率为5.8%。而民营医院自2010年的0.7万家增至2017年的1.9万家。相对于同期公立医院数量1.7%的年均降幅，民营医院年均增幅达到15.0%。民营医院的快速增加，是同期我国医院总体数量增加的来源。民营医院在我国医院总量中的占比也大幅上升，自2010年的33.8%升至2017年的60.4%，上升了26.6个百分点。

民营医院的发展速度明显快于民营基层医疗机构（见图3)。2010～2017年，民营医院数量的环比增速为10.9%～19.4%。而民营基层医疗机构各年环比增长率在0上下波动，年均增长率只有

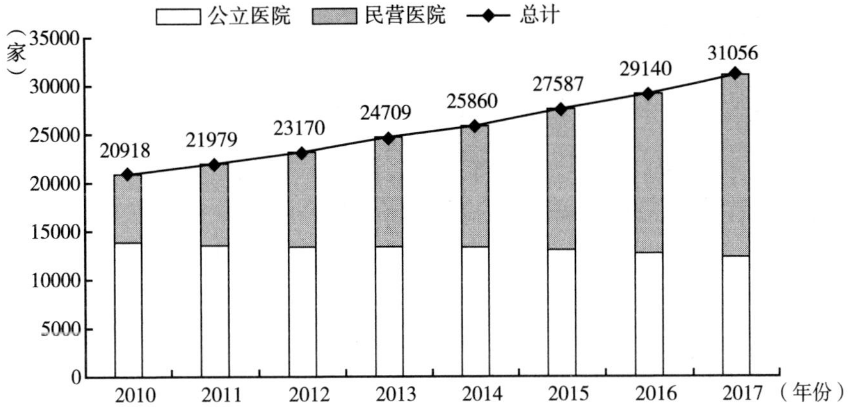

图2　2010～2017年我国医院数量

资料来源：《中国卫生统计年鉴》（2011～2012）、《中国卫生和计划生育统计年鉴》（2013～2017）、《2018中国卫生健康统计年鉴》。

-0.4%，2012～2016年间的环比增长率均为负值，显示私人和社会资本更倾向于投资医院，而非诊所等基层医疗机构。

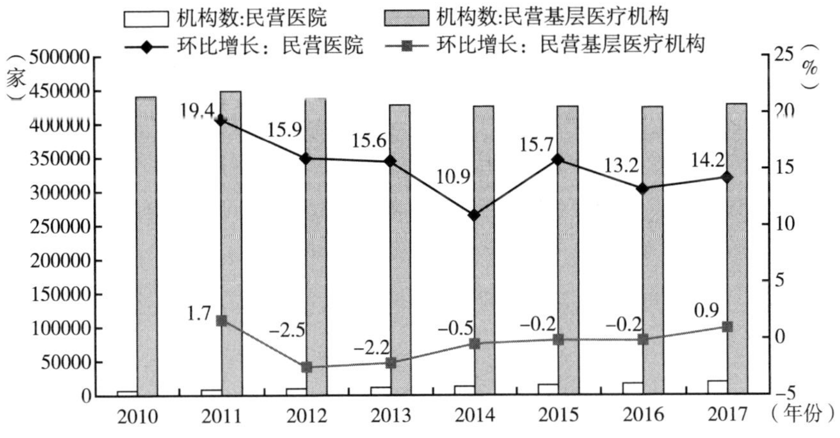

图3　2010～2017年我国民营医疗机构数量和环比增速

资料来源：《中国卫生统计年鉴》（2011～2012）、《中国卫生和计划生育统计年鉴》（2013～2017）、《2018中国卫生健康统计年鉴》。

（二）地域分布

民营医院在不同省份的数量不同。2017 年民营医院数量最多的是山东（1582 家），最少的是西藏（38 家）。地区分布上，东部、中部、西部省份民营医院数量呈现明显的分布不均。

2010 年与 2017 年两年情况对比，各地区民营医院的数量均有不同程度的上升（见表 1）。其中，中西部地区上升幅度较明显，如中部省份湖南 2017 年的民营医院数量是 2010 年的 4.83 倍，年均增长率为 25.2%；湖北是 4.22 倍，年均增长率为 22.9%；西部各省份中西藏、青海、内蒙古三省区表现较为耀眼，增长倍数分别为 9.50 倍、8.00 倍、4.97 倍，年均增长率分别为 37.9%、34.6%、25.7%；东部省份中增长最多的是山东（2.97 倍），年均增幅为 16.8%。

表 1　2010 年与 2017 年全国各地区民营医院数量变化

单位：家，%

地　区	2010 年	2017 年	年均增长率
东　部	3077	7513	13.6
中　部	1817	5092	15.9
西　部	2174	6154	16.0
合　计	7068	18759	15.0

资料来源：《2011 中国卫生统计年鉴》、《2018 中国卫生健康统计年鉴》。

（三）医院等级分布

2017 年，我国民营医院中三级医院、二级医院和一级医院分别有 228 家、2418 家和 2190 家。

1. 民营三级医院

2017 年，31 个省份中，有 10 个实现了民营三级医院从无到有的突破，分别是北京、内蒙古、吉林、黑龙江、江西、广西、海南、重庆、四川、云南；仍有5个省份（天津、上海、西藏、青海和宁夏）民营三级医院数统计为0。

2010年，全国只有26家民营三级医院，到2017年达到228家，是2010年的8.77倍，三级医院是民营医院中增长最快的类型。三级医院数量最多的省份是湖北省（23家）；数量增幅最大的是山东省，其民营三级医院数量从2010年的1家蹿升至2017年的18家。

2017年拥有超过10家民营三级医院的省份达到11个，包括5个东部省份（依次为北京、山东、江苏、广东和福建），5个中部省份（湖北、黑龙江、安徽、江西和河南）和1个西部省份（内蒙古）。我国民营三级医院集中在中东部地区（见表2）。

表2　2010年与2017年全国各地区民营三级医院数量变化

单位：家，%

地　区	2010年	2017年	年均增长率
东　部	9	98	40.7
中　部	11	82	33.2
西　部	6	48	34.6
合　计	26	228	36.4

资料来源：《2011中国卫生统计年鉴》、《2018中国卫生健康统计年鉴》。

2. 民营二级医院

2010年全国民营二级医院一共有368家，到2017年增长为2418家，是2010年的6.57倍（见表3）。2017年，拥有民营二级医院数超过100家的省份达到10个，包括3个东部省份（江苏、山东、广东），4个中部省份（河北、河南、湖北、安徽）和3个西部省份（四川、贵州、云南）。数量最多的省份是山东省（251家）；数量增幅最大的是贵州省，从2010年的2家增加到2017年的127家，增长达62.50倍，年均增长率为80.9%。

表3　2010年与2017年全国各地区民营二级医院数量变化

单位：家，%

地　区	2010年	2017年	年均增长率
东　部	172	970	28.0
中　部	88	670	33.6
西　部	108	778	32.6
合　计	368	2418	30.9

资料来源：《2011中国卫生统计年鉴》、《2018中国卫生健康统计年鉴》。

3. 民营一级医院

2010年全国民营一级医院共有2190家，到2017年增长为7371家，是2010年的3.37倍，相对增幅较小（见表4）。2017年，拥有民营一级医院数超过300家的省份达到9个，包括3个东部省份（江苏、山东、北京），3个中部省份（河北、安徽、河南）和3个西部省份（四川、贵州、新疆）。数量最多的省份是河北省（762家）；数量增幅最大的是西藏，从2010年的1家增长到2017年的11家，增长了10倍，年均增长率为40.9%。

表4　2010年与2017年全国各地区民营一级医院数量变化

单位：家，%

地　区	2010年	2017年	年均增长率
东　部	1113	3344	17.0
中　部	456	1906	22.7
西　部	621	2121	19.2
合　计	2190	7371	18.9

资料来源：《2011中国卫生统计年鉴》、《2018中国卫生健康统计年鉴》。

（四）卫生人力资源

1. 民营医疗机构卫技人员数量

2017年，民营医疗机构中的卫技人员达到185.44万人，相比2010年的82.25万人，年均增长率达到12.3%，高于同期我国卫技人员总数6.3%的年均增长率。

随着民营医疗机构卫技人员数量的快速增长，全国卫技人员中在民营机构工作的比例也逐渐增加（见图4）。2017年，民营医疗机构卫技人员占全国卫技人员总数（898.8万人）的20.6%，相比2010年增加了6.6个百分点。

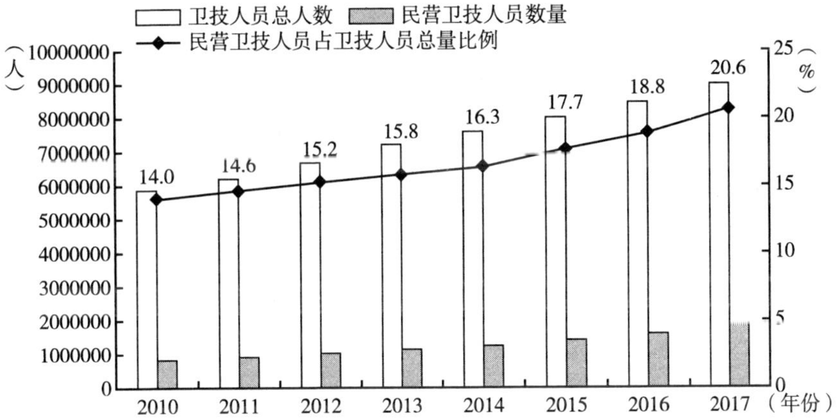

图4　2010～2017年我国民营卫技人员与卫技人员总量对比

资料来源：《中国卫生统计年鉴》（2011～2012）、《中国卫生和计划生育统计年鉴》（2013～2017）、《2018中国卫生健康统计年鉴》。

2. 民营医疗服务体系中的人力结构

民营医院和民营基层医疗机构卫技人员数量都呈现逐年上升趋势（见图5），但相比基层医疗机构，民营医院吸引了更多的卫技人员。民营医院的卫技人员数量自2010年的34.8万人上升至2017年的

110.0 万人，年均增长率为 17.9%；而民营基层医疗机构自 2010 年的 47.0 万人上升至 2017 年的 74.0 万人，年均增长率只有 6.7%。民营医院卫技人员数量占民营医疗机构卫技人员总量的比例自 2010 年的 42.3% 上升至 2017 年的 59.3%，上升了 17.0 个百分点。说明从事民营医疗服务的卫技人员中，有超过半数在医院工作。

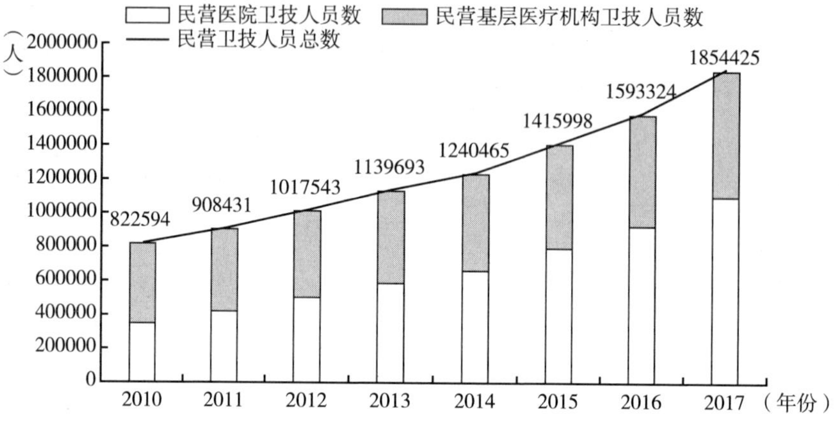

图 5　2010～2017 年我国民营医疗机构卫技人员数变化

资料来源：《中国卫生统计年鉴》（2011～2012）、《中国卫生和计划生育统计年鉴》（2013～2017）、《2018 中国卫生健康统计年鉴》。

3. 民营医院的卫技人员

2010～2017 年，我国医院卫技人员总数从 343.8 万人上升至 2017 年的 578.5 万人，年均增长率为 7.7%。民营医院卫技人员数量也呈现显著上升趋势，自 2010 年的 34.8 万人，增加至 2017 年的 110.0 万人，增长了两倍多，年均增幅 17.9%（见图 6）。对比公立医院卫技人员数（2010 年 309.0 万人，2017 年 468.5 万人，年均增长率 6.1%），民营医院卫技人员数量较少，但增速较快。民营医院卫技人员占医院卫技人员总数的比例从 2010 年的 10.1% 上升至 2017 年的 19.0%，上升了 8.9 个百分点。

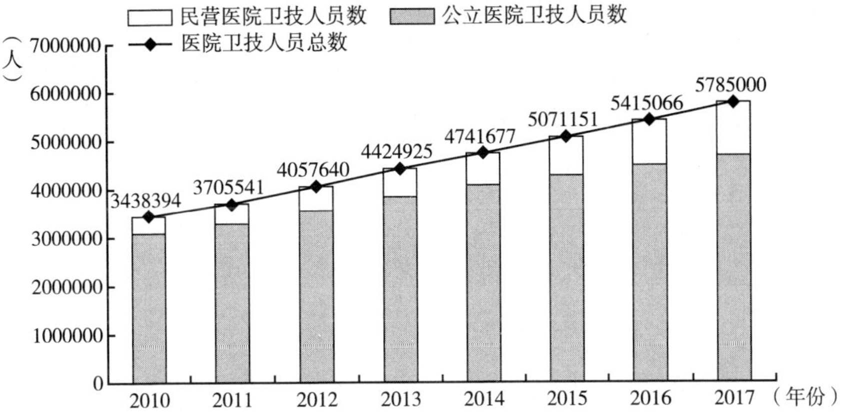

图6　2010～2017年我国民营医院卫技人员数变化

资料来源：《中国卫生统计年鉴》（2011～2012）、《中国卫生和计划生育统计年鉴》（2013～2017）、《2018中国卫生健康统计年鉴》。

4. 民营医院人力发展的岗位差异

民营医院卫技人员中增长速度最快的是注册护士（见图7），由2010年的13.3万人增长到2017年的51.6万人，年均增幅21.4%。

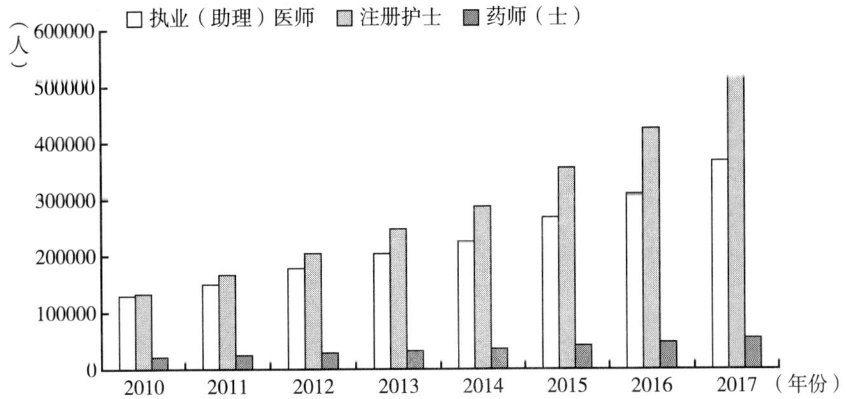

图7　2010～2017年我国民营医院各类卫技人员数

资料来源：《中国卫生统计年鉴》（2011～2012）、《中国卫生和计划生育统计年鉴》（2013～2017）、《2018中国卫生健康统计年鉴》。

同期执业（助理）医师数年均增长率为16.1%，在2017年达到31万人。2017年医院药师（士）有5.4万人，2010～2017年年均增长率为14.5%，相比之下数量较少，增幅较小。

（五）床位资源

1. 民营医疗机构床位规模

2010～2017年，我国医疗机构床位数呈现逐年上升趋势，自2010年的478.6万张增加至2017年的794.0万张，年均增长率为7.5%。公立医疗机构（2017年床位数640.5万张，年均增长率5.6%）相比于民营医疗机构（2017年床位数153.5万张，年均增长率20.7%），床位总数更多，但增幅较小。在我国医疗机构病床资源中，民营机构床位数占比自2010年的8.6%上升至2017年的19.3%，上升了10.7个百分点（见图8）。

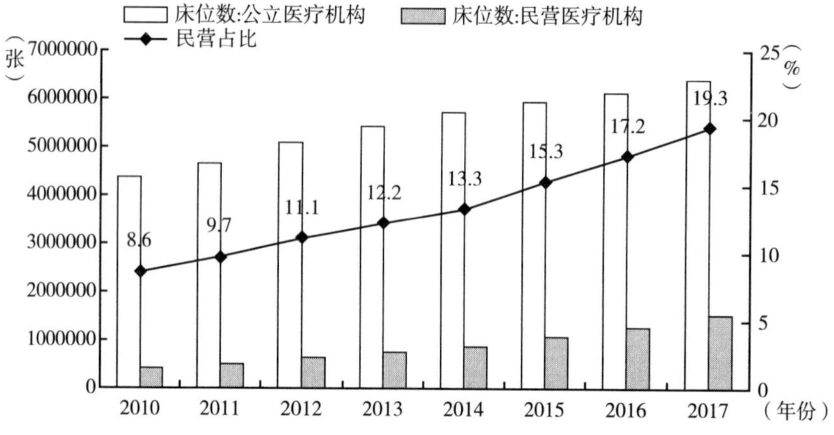

图8　2010～2017年我国公立和民营医疗机构床位数变化

资料来源：《中国卫生统计年鉴》（2011～2012）、《中国卫生和计划生育统计年鉴》（2013～2017）、《2018中国卫生健康统计年鉴》。

2. 民营医院的床位规模

2010～2017年，我国公立与民营医院床位数均呈现逐年上升趋势（见图9）。公立医院基数大（2010年301.4万张），增长缓（2010～2017年年均增长率6.3%）；民营医院基数小（2010年37.4万张），增长快（2010～2017年年均增长率21.8%）。民营医院床位数占医院床位总量的比例自2010年的11.0%上升至2017年的24.3%，上升了13.3个百分点。

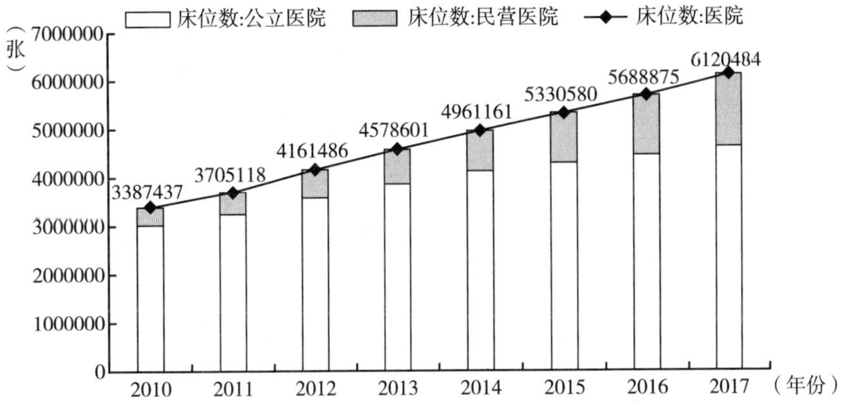

图9　2010～2017年我国公立与民营医院床位数变化

资料来源：《中国卫生统计年鉴》（2011～2012）、《中国卫生和计划生育统计年鉴》（2013～2017）、《2018中国卫生健康统计年鉴》

3. 民营医院的规模发展

2010～2017年，我国不同床位规模的民营医院数量均呈现上升趋势（见图10），仍然是小医院多、大医院少的格局，但规模结构已经发生了变化。床位数大于等于800张的民营医院数量由2010年的11家增加到2017年的99家，占民营医院总数的0.53%，年均增长率为36.87%，是各种规模民营医院中增速最快的。床位数为500～799张的民营医院在2013年超过了100家，2013年在民营医院总数中占比超过1%，在2017年达到289家（占比为1.54%）。床位数小于100张的民营医院从2010年的0.6万家（占民营医院总数的88.07%），发展到2017年的近1.5万家，占民营医院总数的

78.52%。床位数小于49张的民营医院（自2010年4748家增长至2017年8827家）虽然仍然有9%的年均增长率，但其他大于50张床位的民营医院均有超过20%的年均增长率。这类医院占比逐年缩小，从2010年到2017年占比缩小了20.1个百分点，是各类规模的民营医院中唯一占比大幅下降的，反映了我国民营医院整体规模提升的趋势。

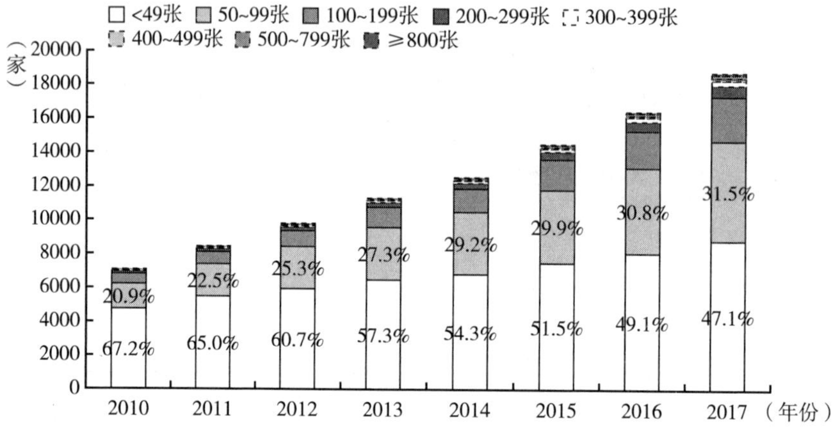

图10　2010～2017我国民营医院按床位数分组情况

资料来源：《中国卫生统计年鉴》（2011～2012）、《中国卫生和计划生育统计年鉴》（2013～2017）、《2018中国卫生健康统计年鉴》。

二　民营医院服务能力

（一）医院门诊服务

2010～2017年，我国医院诊疗人次数自2010年的20.40亿人次上升到2017年的34.40亿人次，年均增长率为7.8%（见图11）。其中，民营医院（由2010年的1.66亿人次增加到2017年的4.87亿人次，年均增长率16.6%）相对于公立医院（由2010年的18.74亿人

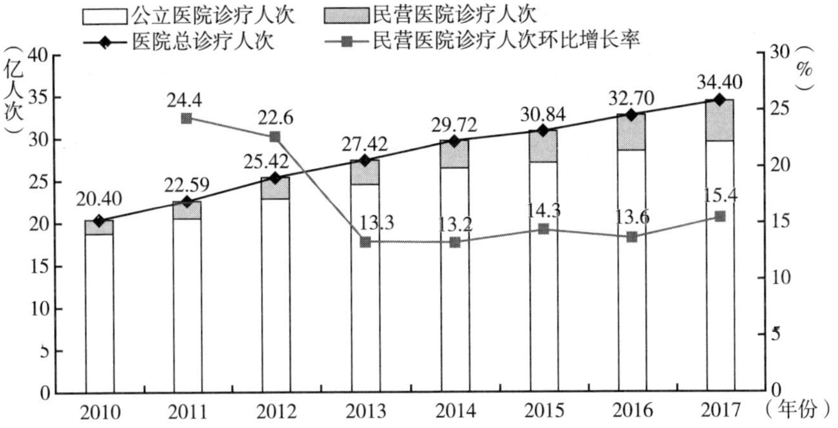

图 11　2010～2017 年我国医院诊疗人次情况

资料来源：《中国卫生统计年鉴》（2011～2012）、《中国卫生和计划生育统计年鉴》（2013～2017）、《2018 中国卫生健康统计年鉴》。

次增加到 2017 的年 29.52 亿人次，年均增长率 6.7%），基数小，但涨幅更大。2010～2012 年间民营医院诊疗人次增幅相对较高，年均增长率超过 20%；2013～2017 年，民营医院诊疗人次环比增幅降至 14% 左右，仍保持了高速增长的趋势，而且明显超过了公立医院的诊疗人次增长速度。2017 年，民营医院的诊疗人次占全国医院诊疗人次的 14.16%。

（二）门诊服务的地域差异

对 2017 年我国各地民营医院诊疗人次情况的分析发现（见表 5），东南沿海省份民营医院就诊的人次数明显高于中西部省份，尤其是江苏（5893.9 万人次）、浙江（3808.5 万人次）、山东（3442.5 万人次）、广东（3421.1 万人次）四省；与西部各省对比，中部地区由于人口基数大，门诊服务的规模也相对较大，尤其是河南这样的人口大省（3545.4 万人次）。

表 5　2010 年与 2017 年全国各地区民营医院诊疗人次对比

单位：人次，%

地　区	2010 年	2017 年	年均增长率
东　部	93847150	258203591	15. 6
中　部	32608325	115115498	19. 7
西　部	39366456	113586358	16. 3
合　计	165821931	486905447	16. 6

资料来源：《2011 中国卫生统计年鉴》、《2018 中国卫生健康统计年鉴》。

与 2010 年数据对比，全国 31 个省份（除港澳台外，余同）在 2017 年均有不同程度的增长。从增长的绝对数上看，仍是东部沿海各省及个别中部人口大省排名靠前（江苏增加 3641. 4 万人次、浙江增加 2845. 1 万人次、河南增加 2804. 2 万人次、山东增加 2361. 7 万人次）；而从年均增速来看，中部各省份和西部个别 2010 年基数较小的省份则表现出较大优势（河南增长 25%、湖南增长 24%、贵州增长 24%、湖北增长 20%）。总的来说，从诊疗人次上看，我国民营医院在提供门诊服务规模方面仍然存在东多西少的局面。

（三）民营医院住院服务

我们按照国家卫生健康统计年鉴的指标，来评价我国医院的医疗服务能力。2010 ~ 2017 年，我国医院出院人数合计呈现上升趋势，自 2010 年的 0. 95 亿人次上升到 2017 年的 1. 88 亿人次，年均增长率 10. 3%（见图 12）。民营医院的出院人数年均增长幅度远高于医院的总体水平，从 2010 年的 0. 08 亿人次增加到 2017 年的 0. 33 亿人次，年均增长率为 22. 4%，相对于公立医院（2010 年的 0. 87 亿人次到 2017 年的 1. 55 亿人次，年均增长率 8. 7%）呈现基数小、涨幅大的特点。其中，2010 ~ 2012 年，民营医院的出院人数有超过 30% 的年增长率，此后增幅下降至 20% 左右。由于民营医院住院服务的快速发展，2017 年民营医院的出院人数占全国医院出院人数的 17.43%。

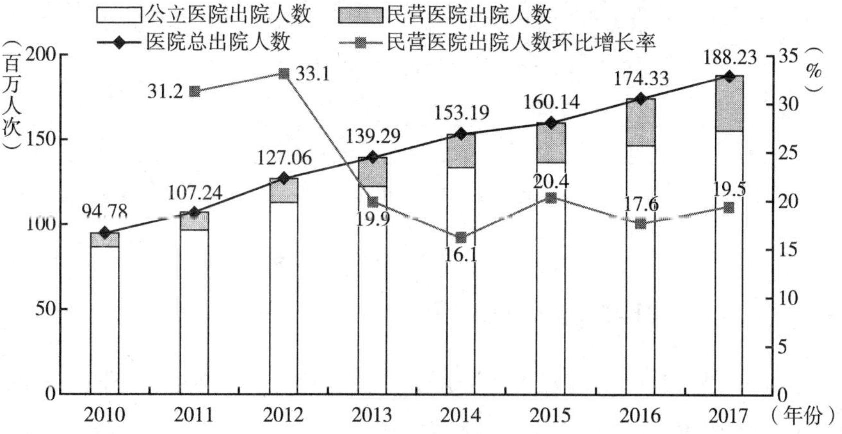

图 12　2010~2017 年我国医院出院人数情况

资料来源：《中国卫生统计年鉴》（2011~2012）、《中国卫生和计划生育统计年鉴》（2013~2017）、《2018 中国卫生健康统计年鉴》。

（四）民营医院住院服务的地域分布

观察我国 2017 年各地民营医院出院人数情况可以发现，出院人数排前三位的省份是四川、江苏和河南（分别达到 312.1 万人次、292.1 万人次和 267.7 万人次），东部和中部省份平均出院人数明显高于西部省份，东西分布不均。对比 2010 年数据发现，2017 年出院人数增长绝对值仍呈现东高西低的局面（见表 6）。其中，出院人数增幅最高的三个省份分别为：四川，增长了 242.2 万人次；河南，增长了 235.5 万人次；江苏，增长了 201.0 万人次。计算年均增长率发现，2010 年出院人数基数较小的省份占有较大优势，排名靠前的三个省份分别为西藏（年均增长率 45.3%）、黑龙江（年均增长率 34.3%）、河南（年均增长率 34.2%）。

表 6　2010 年与 2017 年全国各地区民营医院出院人数变化

单位：人次，%

地　区	2010 年	2017 年	年均增长率
东　部	3549782	11856807	18.8
中　部	1916401	10401742	27.3
西　部	2505876	10544606	22.8
合　计	7972059	32803155	22.4

资料来源：《2011 中国卫生统计年鉴》、《2018 中国卫生健康统计年鉴》。

（五）民营医院病床使用率

2010～2017 年，我国医院病床使用率整体呈现先上升后下降的波动状态，2012 年达到最高值 90.10%，2017 年处于最低值 85.00%，波动幅度不大。自 2013 年以来，全国的病床使用率呈现回落趋势。各类别医院的病床使用率变化趋势较为一致，基本维持在 80%～90%，民营医院整体波动幅度更小。公立医院与民营医院对比，公立医院病床使用率始终高出民营医院 25 个百分点以上，公立医院的病床利用效率明显高于民营医院（见图 13）。

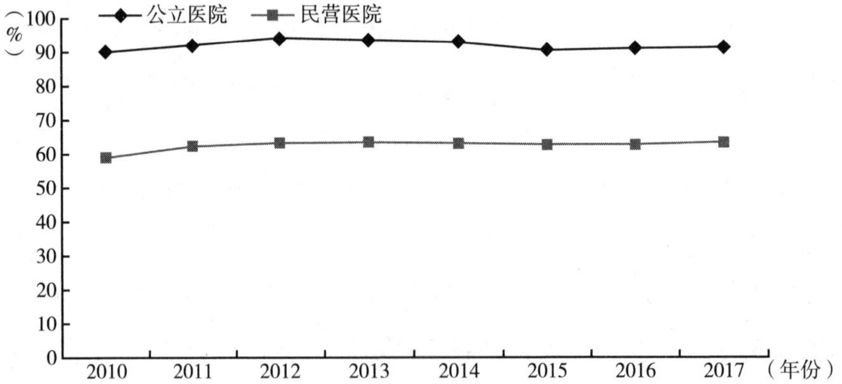

图 13　2010～2017 年我国医院病床使用率变化

资料来源：《中国卫生统计年鉴》（2011～2012）、《中国卫生和计划生育统计年鉴》（2013～2017）、《2018 中国卫生健康统计年鉴》。

三　民营医疗机构财务状况

（一）资产与负债

2010~2017年，我国公立与民营医疗机构资产呈现上升趋势（见图14）。公立医疗机构资产从1.64亿元增加到3.71亿元，年均增长率为12.4%；而民营医疗机构资产从1245万元增加到6256万元，年均增长率为25.9%，公立医疗机构资产总值远高于民营医疗机构。

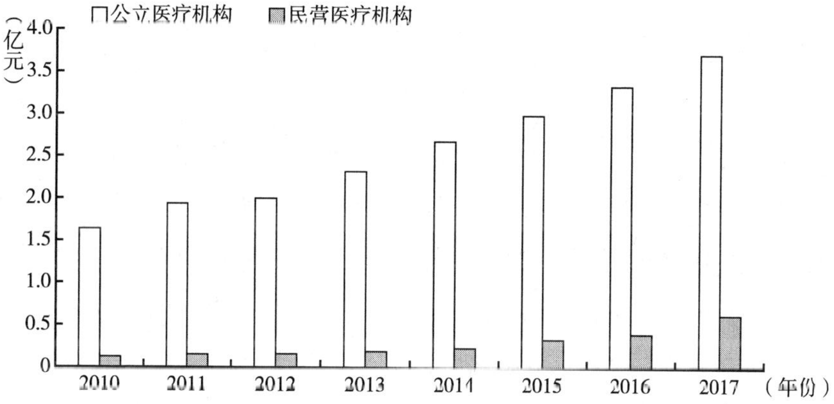

图14　2010~2017年公立与民营医疗机构资产情况

资料来源：《中国卫生统计年鉴》（2011~2012）、《中国卫生和计划生育统计年鉴》（2013~2017）、《2018中国卫生健康统计年鉴》。

负债情况与资产类似，2010~2017年，我国公立与民营医疗机构负债总额也呈上升趋势（见图15）。公立医疗机构负债年均增长率为17.3%，而民营医疗机构负债年均增长率为29.1%。

分析公立和民营医疗机构资产与负债增长速度，在这两个方面，民营机构增速均远高于公立机构，这一方面得益于其较低的基数，另一方面也反映出民营机构规模的扩大速度快于公立机构。

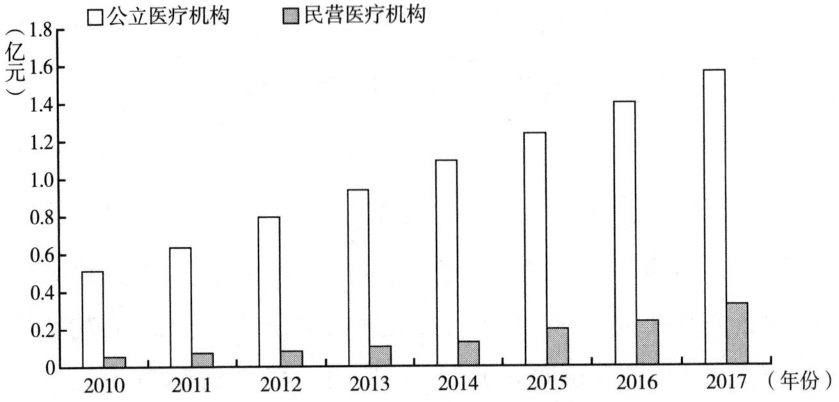

图15　2010～2017年公立与民营医疗机构负债情况

资料来源：《中国卫生统计年鉴》（2011～2012）、《中国卫生和计划生育统计年鉴》（2013～2017）、《2018中国卫生健康统计年鉴》。

考虑到公立与民营医疗机构总数差别较大，计算比较两者的平均资产和平均负债。2010～2017年公立和民营医疗机构的平均资产都呈现逐年上升状态（见图16）。公立医疗机构平均资产自2010年的334.8万元增长至2017年的687.8万元，年均增长率为10.8%；民营医疗机构平均资产自2010年的27.8万元增长至2017年的139.9万元，年均增长率为26.0%。公立医疗机构的平均资产远高于民营医疗机构，但从上升速度来看，民营医疗机构平均资产增加更快。

2010～2017年公立和民营医疗机构的平均负债都呈现逐年上升状态（见图17）。公立医疗机构平均负债自2010年的104.6万元增长至2017年的289.6万元，年均增长率为15.7%；民营医疗机构平均负债自2010年的12.1万元增长至2017年的72.5万元，年均增长率29.1%。公立医疗机构平均负债远高于民营医疗机构，但从上升速度来看，民营医疗机构平均负债增加更快。

综合评价公立与民营医疗机构的平均资产与负债情况，公立医疗机构的负债环比增幅始终高于资产环比增幅；而民营医疗机构

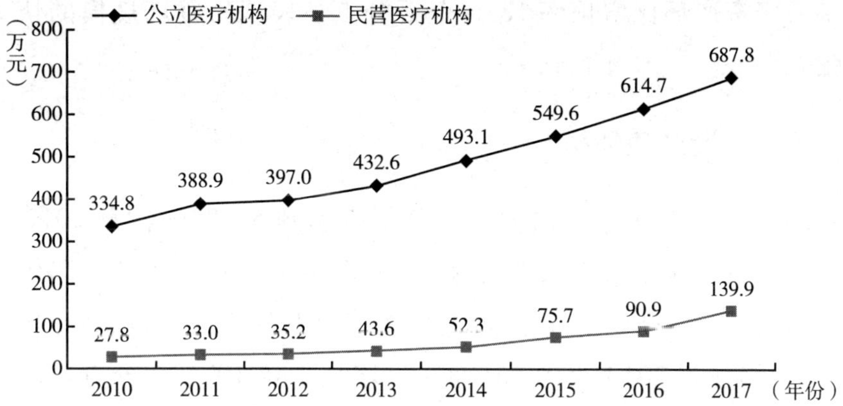

图16　2010～2017年我国公立与民营医疗机构平均资产

资料来源：《中国卫生统计年鉴》（2011～2012）、《中国卫生和计划生育统计年鉴》（2013～2017）、《2018中国卫生健康统计年鉴》。

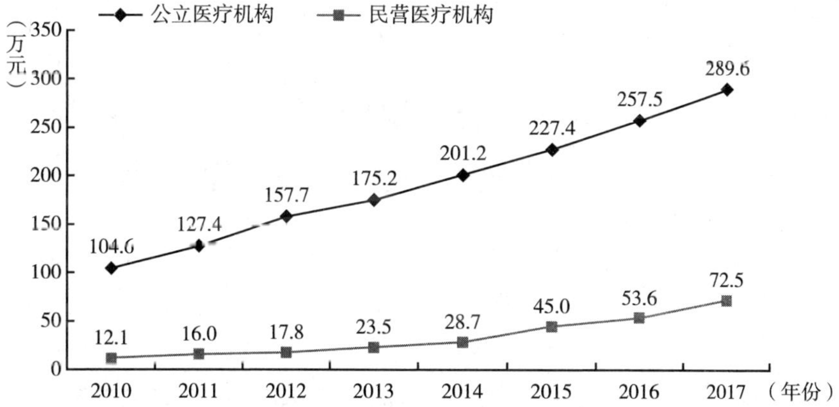

图17　2010～2017年我国公立与民营医疗机构平均负债

资料来源：《中国卫生统计年鉴》（2011～2012）、《中国卫生和计划生育统计年鉴》（2013～2017）、《2018中国卫生健康统计年鉴》。

从2010年至2015年，负债水平增长较快，其中2010～2011年和2014～2015年的负债环比增长率超过资产环比增长率12个百分点以上，处于债务迅速增加的阶段，而2016～2017年，负债环比增长率低于资产环比增长率 18.6 个百分点，表现出资产规模的快速扩张。

（二）资产负债率

2017 年民营医疗机构的资产负债率达到 51.83%，自 2012 年开始，民营机构的资产负债率就超过了 50%（见图 18）。2010～2013 年是民营医疗机构资产负债率快速上升的阶段，自 2010 年的 43.57% 增加到 2013 年的 53.88%，增加了约 10 个百分点。同期也是公立医疗机构资产负债率快速增长的阶段，但公立医疗机构同期只增加了约 9 个百分点。民营医疗机构的资产负债率一直高于公立机构，拥有更高的财务杠杆，也提示民营医疗机构的高财务风险。

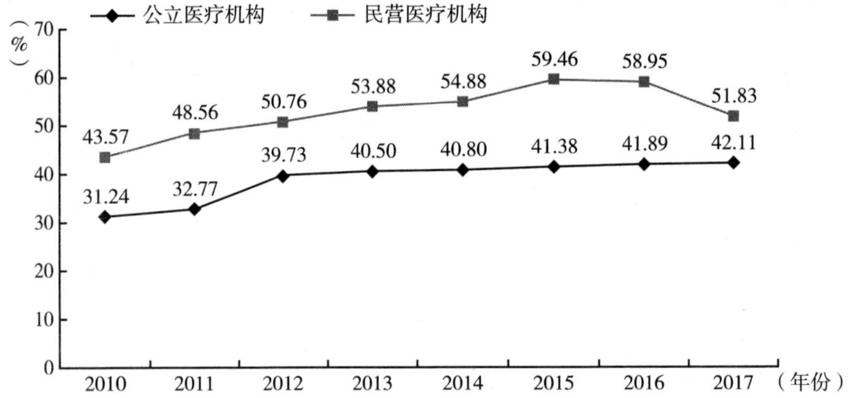

图 18　2010～2017 年公立与民营医疗机构资产负债率

资料来源：《中国卫生统计年鉴》（2011～2012）、《中国卫生和计划生育统计年鉴》（2013～2017）、《2018 中国卫生健康统计年鉴》。

公立和民营医疗机构流动资产占比均在 40% 左右，两者相比，民营医疗机构略低（见图 19）。公立医疗机构持续呈现逐年小幅上升趋势，2017 年公立医疗机构流动资产占比达到 43.90%；民营医疗机构的流动资产占比在2014年前也是逐年上升，2014年达到最高值40.83%，但之后出现波动状态，尤其是2017年较2016年流动资产占比下跌了6.04个百分点。这提示民营医疗机构面临高投资风险的问题，固定资产投资带来的财务压力大，资金链风险高。

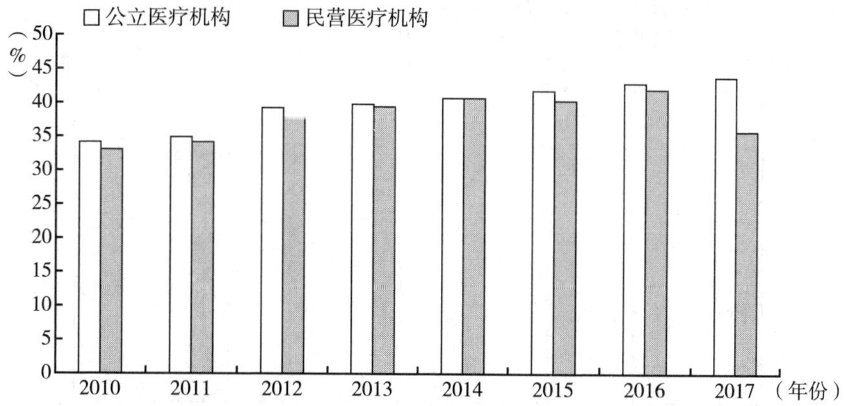

图19　2010～2017年我国医疗机构流动资产占比

资料来源：《中国卫生统计年鉴》（2011～2012）、《中国卫生和计划生育统计年鉴》（2013～2017）、《2018中国卫生健康统计年鉴》。

（三）收入与支出

2010～2017年我国公立与民营医院收入和支出均呈现逐年上涨态势。公立医院总收入年均增长率为14.8%，总支出年均增长率为15.1%；民营医院总收入年均增长率为27.4%，总支出年均增长率为27.4%。民营医院总收入和总支出的增长率均高于公立医院，一方面由于起步基数较小，另一方面也与当前行业领域内民营机构占比逐年增大的趋势一致。

公立医院的院均收入自2010年的7003.1万元增长到2017年的20711.4万元，年均增长率为16.8%；民营医院的院均收入自2010年的827.6万元增长到2017年的1701.1万元，年均增长率为10.8%（见

图20）。公立医院的院均支出自2010年的6703.3万元增长到2017年的20243.4万元，年均增长率为17.1%；民营医院自2010年的780.1万元增长到2017年的1603.5万元，年均增长率为10.8%（见图21）。从院均收入和支出情况来看，公立医院不仅规模大，而且增速快。

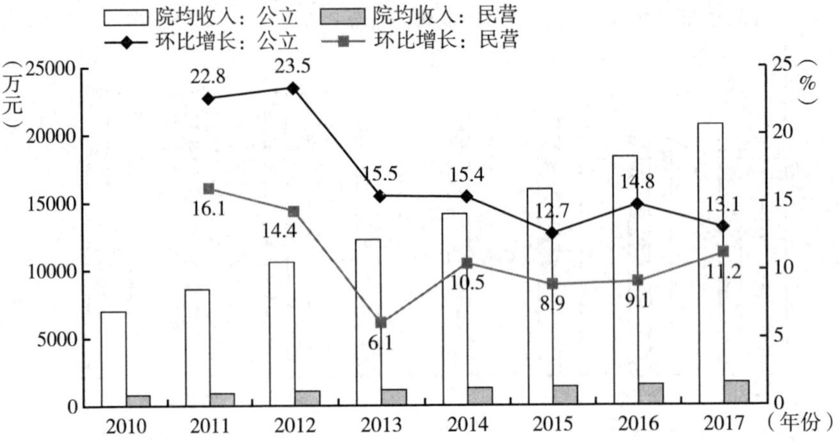

图20　2010～2017年我国医院院均收入情况

资料来源：《中国卫生统计年鉴》（2011～2012）、《中国卫生和计划生育统计年鉴》（2013～2017）、《2018中国卫生健康统计年鉴》。

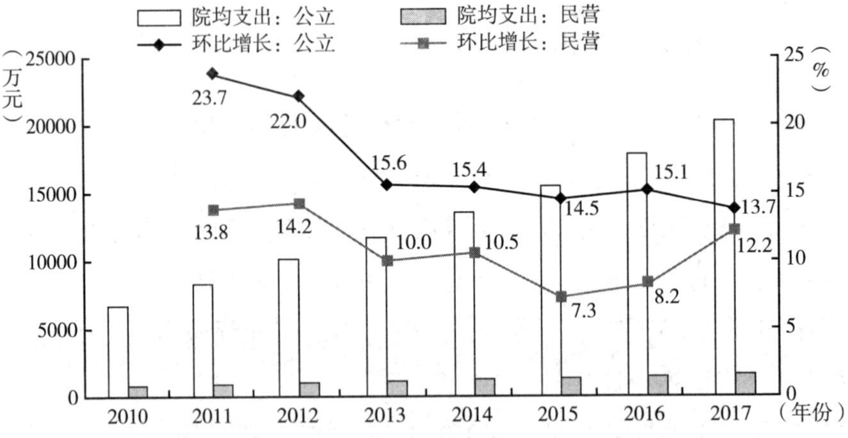

图21　2010～2017年我国医院院均支出情况

资料来源：《中国卫生统计年鉴》（2011～2012）、《中国卫生和计划生育统计年鉴》（2013～2017）、《2018中国卫生健康统计年鉴》。

从公立与民营医院院均收入和支出逐年环比增长情况来看，均呈现波动下降趋势。公立医院逐年环比增长率始终高于民营医院，且两者间差距逐年缩小，到2017年两者环比增长率已经趋于一致。

2010～2017年，民营医院收支结余率波动范围在4.34%（2014年）到7.77%（2012年）之间，公立医院的波动范围在2.26%（2017年）到4.67%（2012年）之间（见图22）。对比公立与民营医院收支结余率情况，除2013年、2014年外，其他年份民营医院均高于公立医院，反映了民营医院较公立医院有更好的财务状况。

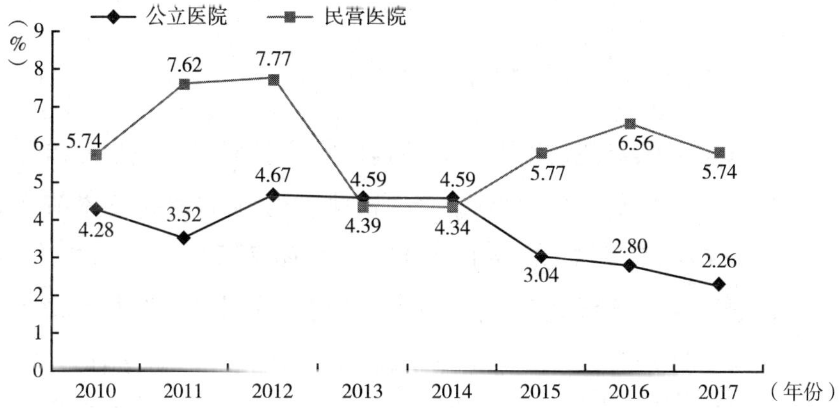

图22　2010～2017年我国公立与民营医院收支结余率

资料来源：《中国卫生统计年鉴》（2011～2012）、《中国卫生和计划生育统计年鉴》（2013～2017）、《2018中国卫生健康统计年鉴》。

四　民营医疗服务的发展与未来

（一）民营医疗服务发展的政策目标提前实现

2015年《全国医疗卫生服务体系规划纲要（2015—2020年）》

发布，其中的“2020年全国医疗卫生服务体系资源要素配置主要指标”提出，“每千常住人口”的“社会办医院”床位数不低于1.5张[①]。数据分析显示，2017年成为我国民营医疗服务发展历程中的标志性时间，民营医疗服务在机构数量、卫生人力资源配置以及医院床位数量等方面，已经达到或接近全国医疗服务资源的20%，提前实现了政策目标；在门诊和住院服务数量上也有了长足进步。在各项利好政策的支持下，有理由相信到2020年，民营医疗服务资源可以全面实现占全国医疗服务资源20%的政策目标。民营医院以及民营三级医院数量的快速增加都显示，社会资本在医疗领域投资的资金规模更大、机构规模更大。

（二）民营医疗发展存在地域差异

在国家层面的宏观政策下，某些地区提出针对民营医疗的差异化的更加具体的地方性政策，例如，《甘肃省医疗卫生服务体系规划(2016—2020年)》中提出，到2020年，按照每千常住人口1.15张床位为社会办医院预留规划空间，同步预留诊疗科目设置和大型医用设备配置空间；而《新疆维吾尔自治区医疗卫生服务体系规划(2016—2020年)》中提出，到2020年，自治区将按照每千常住人口不少于1.3张床位的标准，鼓励社会办医的发展。大多数省份采纳了国家的推荐性标准，如广东、安徽、山西、青海、黑龙江和云南等省份的医疗卫生服务体系发展规划中都确定，到2020年“按照每千常住人口不低于1.5张床位为社会办医院预留规划空间”。也有的地方性标准高于国家标准，如山东省的指导性标准是“每千常住人口不低于1.6张床位”。

区域差异性的资源配置方案兼顾了各地民营医疗的存量和增量，

① 国务院办公厅：《全国医疗卫生服务体系规划纲要（2015—2020年）》，2015。

也是平衡资本在不同地域中作用与角色的结果。东部省份不仅民营医疗资源存量大，而且具备资本活跃的成熟市场，发展速度快[①]。相比之下，中部省份虽然没有东部省份民营医疗资源和服务量那样庞大的基础，但是资本的活跃度有所提高，是社会资本在医疗服务领域中新的投资区域，因此带来更快的发展速度，民营医疗服务的资源数量及服务能力得到快速增加和提升。

（三）社会发展为民营医疗带来新的发展空间

服务创新是民营资本进入医疗服务领域、寻找新的服务切入点、填补我国医疗服务体系中短板的重要措施，是民营医疗发展的重要策略。2015 年的《全国医疗卫生服务体系规划纲要（2015—2020 年）》提出，“社会力量可以直接投向资源稀缺及满足多元需求的服务领域”。随着我国人口结构变化、人民健康水平提高和医疗服务体系发展，新的服务空间不断涌现，而政策已经为民营资本进入新的服务领域指明了方向。2017 年 1 月，国务院印发《“十三五”卫生与健康规划》，提出放宽社会力量举办医疗机构服务领域的要求，支持社会力量以多种形式参与健康服务。发展专业性医院管理集团，推动社会力量办医疗机构水平提高。鼓励社会力量提供儿科、精神科、老年病、长期护理、口腔健康、康复、安宁疗护等稀缺资源及满足多元需求的服务。2017 年 8 月，《国家卫生计生委关于深化“放管服”改革激发医疗领域投资活力的通知》（国卫法制发〔2017〕43 号）发布，文件在医学影像诊断中心、病理诊断中心、血液透析中心、医学检验实验室、安宁疗护中心五类独立设置机构基本标准及管理规范的基础上，再制定独立设置的康复医疗中心、护理中心、消毒供应中心、健康体检中心、中小

① 钱稳吉、黄葭燕、周萍：《新医改背景下浙江省社会资本办医发展状况研究》，《医学与社会》2018 年第 3 期。

型眼科医院等机构的基本标准及管理规范。因此，民营医院应该走高水平、规模化、专业化的发展道路，避免低水平重复；依靠技术进步，提升技术与服务水平，对医疗服务体系真正发挥拾遗补阙的作用。

（四）技术创新是民营医疗发展的工具

除了服务创新、制度创新，民营医疗的发展还需要技术创新，技术创新为民营医疗服务的发展提供了“弯道超车”的机遇，特别是依托新型信息技术的互联网、大数据、物联网、数据集成、云技术等新型信息技术，为民营机构的连锁化经营、患者的疾病教育与健康教育、慢性病长期管理、医患沟通等提供了新的工具和技术支撑；同时，建立在新工具条件上的工作模式和工作流程，为民营医疗机构满足社会公众的多样化需求提供了更多的可能和实现机会。

（五）政策引导决定民营医疗发展的未来

政府与市场的关系仍然是民营医疗发展的基础和根本性问题，多点执业、医联体和分级诊疗等医改措施在促使患者在公立医疗服务体系内进行有序流动的同时，也影响到民营医疗的发展。《广东省医疗卫生服务体系规划（2016—2020年）》中就提到：公立医院的盲目扩张，不但增加了公立医院自身的压力，加剧了“看病难、看病贵”的问题，还压缩了民营医院等多元办医的发展空间。因此，差异性的地域政策有利于针对具体地域的具体情况和未来的政策目标，制定更加切合地域实际的引导性政策，如上海的《关于推进健康服务业高质量发展加快建设一流医学中心城市的若干意见》。争取更大的发展空间仍然是所有民营医院发展的重要任务与条件①。

① 刘嫣、齐璐璐、朱骞：《我国社会资本办医的历史和相关政策的发展》，《中国医院管理》2014年第5期。

西部省份显然对有志于进入民营医疗领域的社会资本并没有足够大的吸引力[①]，但西部省份又是更需要扩充医疗资源的地域。吸引更多的社会投资，有利于尽快缩小西部地区与东中部地区医疗服务能力的差距，促使全国医疗服务全面、均衡发展。为此，西部省份可以通过地域性的引导政策，吸引社会资本进入。民营医疗机构的建设与发展需要土地资源，医疗业务的开展需要卫生人力资源和医保条件[②]，机构的运行涉及价格、税费等政策，这些都是可以通过地域性的差异化政策吸引社会资本进入的制度领域。民营医疗机构甚至在日常运营所必需的水电物业费用等方面，都期待获得与公立医疗机构同等的价格条件。西部省份的卫生行政部门还可以出台购买民营医疗服务的操作性制度，为民营医疗机构获得更大的发展空间创造条件。

（六）资本是民营医疗服务发展的“双刃剑”

当社会资本在医疗领域空前活跃的同时，投机性资本活动带来的风险也显露出来[③]。2018 年，以“远程视界”为典型案例的医疗融资活动，由于资金链断裂，引发大量医院陷入债务和诉讼危机；“魏则西”事件、恶性加价收费、骗保行为等，都提示民营医院存在过度追逐短期利益的现象[④]。这些事件严重影响了民营医疗服务的社会信誉和群众的接受度、认可度，恶化了民营医疗生存与发展的社会环境，并最终会伤害到所有民营医疗机构的长期发展。强化监管是政府在民营医院未来管理中的必要行为[⑤]。因此，审慎而理性地对待医疗

① 王立洋、尤茜、嵘怡：《重庆市民营医院发展现状调查》，《医学与社会》2017 年第 8 期。

② 韦海妮、黎雅思、黄苑清等：《民营医院医生人力资源管理存在的问题及对策》，《医学与社会》2018 年第 4 期。

③ 郭琳：《社会办医的投资主体和运行机制研究》，《中国卫生经济》2014 年第 9 期。

④ 尼燕：《我国公立医院与民营医院经济运行趋势对比分析》，《中国卫生经济》2015 年第 10 期。

⑤ 付强：《促进民营医疗服务发展政府监管机制构建》，《中国社会医学杂志》2014 年第1 期。

领域的资本和投资行为，有利于民营医疗服务获得长期的持续发展。

社会资本为我国带来了更多的医疗资源的同时，也带来了财务风险[①]。民营医疗服务的可持续发展一方面依靠行为规范的医疗服务，另一方面也必须建立在持续稳定的社会资本投入而非超流动性的资本投机行为上。因此，规避财务风险[②]，规范医疗行为和投资行为的制度安排同样是保证民营医疗服务长期、持久发展的必要条件。

未来仍然可期。我国医改的推进和医疗服务的发展对民营医疗提出了新的挑战，民营医疗如何嵌入其中，成为医改的参与者和实践者，是民营医疗未来发展的核心要务。

参考文献

［1］国务院办公厅：《全国医疗卫生服务体系规划纲要（2015—2020年）》，2015。

［2］钱稳吉、黄葭燕、周萍：《新医改背景下浙江省社会资本办医发展状况研究》，《医学与社会》2018年第3期。

［3］徐娜、徐文、葛夫莲等：《新医改以来山东省社会力量办医发展现状研究》，《中医药导报》2018年第23期。

［4］王乐陈、肖婷、李刚：《对我国民营医院评审的思考》，《中国医院管理》2014年第5期。

［5］王春晓、岳经纶：《新医改背景下广州市民营医院运营状况分析》，《医学与社会》2015年第7期。

［6］曹剑涛、袁素维、马进：《多元化办医格局面临的问题及对策》，《中国医院管理》2013年第4期。

---

① 黄二丹、王书平：《我国医改以来社会办医的进展与挑战》，《中国卫生政策研究》2013年第9期。

② 王力男、金春林、何达：《中国非公立医疗机构发展现状及趋势分析》，《中国卫生资源》2017年第2期。

[7] 赵桐、沙丽、杨曼茹：《北京市社会办医政策回顾与效果分析》，《中国卫生经济》2017 年第 1 期。
[8] 刘志会、赵大仁、孙渤星：《医改背景下民营医院加入医联体的 SWOT 分析》，《医院管理论坛》2016 年第 5 期。
[9] 蒋圆圆、赵邦：《民营医院在分级诊疗制度下的机遇与挑战》，《卫生软科学》2018 年第 12 期。
[10] 刘嫣、齐璐璐、朱骞：《我国社会资本办医的历史和相关政策的发展》，《中国医院管理》2014 年第 5 期。
[11] 王立洋、尤茜、巘怡：《重庆市民营医院发展现状调查》，《医学与社会》2017 年第 8 期。
[12] 韦海妮、黎雅思、黄苑清等：《民营医院医生人力资源管理存在的问题及对策》，《医学与社会》2018 年第 4 期。
[13] 郭琳：《社会办医的投资主体和运行机制研究》，《中国卫生经济》2014 年第 9 期。
[14] 尼燕：《我国公立医院与民营医院经济运行趋势对比分析》，《中国卫生经济》2015 年第 10 期。
[15] 付强：《促进民营医疗服务发展政府监管机制构建》，《中国社会医学杂志》2014 年第 1 期。
[16] 黄二丹、王书平：《我国医改以来社会办医的进展与挑战》，《中国卫生政策研究》2013 年第 9 期。
[17] 王力男、金春林、何达：《中国非公立医疗机构发展现状及趋势分析》，《中国卫生资源》2017 年第 2 期。

发展篇

Development Reports

B.2
我国“医养结合”政策实施现状与思考

朱凤梅*

摘　要： 随着我国老龄化程度的提高，发展医养结合是完善我国养老服务供给的重要举措，也是经济发展新的增长点，体现了人口结构变迁、经济和社会转型的必然性。在我国，医养结合政策实施的主体是民办养老机构而非公办养老机构，是基层医疗机构而非公立医院。但在政策具体落地过程中，存在发文“强调次数越多，地方执行的可能性越大”，以及“执行难度越低，执行的可能性越大”等情况。究其原因，多部门参与、各

* 朱凤梅，民政部政策研究中心，助理研究员，主要研究方向为社会保障与公共政策。

尽其责的协作机制对政策执行的目标存在一定的限制作用，如部门条块管理下的行政孤岛可能导致医养难结合、医疗资源垄断导致要素难流动更加剧了这一问题的严峻性。因此，应大力发展长期护理保险；鼓励地方将负债建设的公立医院和养老机构进行改制；在医疗卫生体制改革背景下提倡“医护分离”，实现医养结合。

关键词： 医养结合　养老　政策解读　社会资本

习近平总书记在党的十九大报告中提出：“积极应对人口老龄化，构建养老、孝老、敬老政策体系和社会环境，推进医养结合，加快老龄事业和产业发展。”这标志着人口老龄化已成为我国的基本国情，是社会公共问题，并将发展“医养结合”作为应对人口老龄化、完善我国基本公共服务供给的重要战略部署。因此，全面梳理我国医养结合的相关政策，围绕医养结合发展策略进行研究，是新时代民生改善的一个重要议题，直接关乎人民群众的获得感、幸福感和安全感，具有重要的理论和现实意义。

一　“医养结合”政策的出台背景及其逻辑

（一）“医养结合”政策的由来

众所周知，我国医疗服务和养老服务分别由不同的提供主体提供，由不同的政府部门实施行政管理和行业监管。关于“医养结合”中“医”（医疗服务）和“养”（养老照护）如何结合？政府实际上并未给出清晰的定义。直观地理解，医养结合的含义是，老龄化社会背景下，老年人在获得养老服务的同时，能够及时、方便地获得医疗服务，享有医疗服务的同时能够跟进护理服务，医疗服务和养老照护实现同步和连续；同时，通过适宜的筹资机制，保障医养服务的可支付性。

“医养结合”的提出，最早由青岛市2002年探索的“家庭病床”制度演变而来。其具体做法为，允许医保定点医院对那些符合住院条件但可以居家治疗的失能、半失能患者提供居家治疗，并给予医保支付。随后，又把医保定点医院扩展到社区医疗机构、老年护理院及具备相应医疗护理资质的养老机构，只要参保者入住，青岛市社保局都以按床日付费方式对机构进行补偿。这样既解决了老年人养老时对医疗服务的需求，又激励了具备医疗服务资质的养老机构和医疗机构愿意同时提供医疗和养老照护服务。青岛市社保局这一做法得到了当地政府及国家层面的认可。

随着人口老龄化程度的加深以及人民群众对医疗和养老融合性服务需求的增加，2013年，国务院出台的《关于加快发展养老服务业的若干意见》（国发〔2013〕35号）首次提出“医养融合”这一概念[①]。从文件中的提法可以看出，“医养融合”是指养老服务和医疗服务在空间可及性上的增加，让老年人群能够更加便利地获取医疗服务和养老服务。

关于“医养结合”的正式解释出现在2015年国务院办公厅《关于推进医疗卫生与养老服务相结合指导意见的通知》（国办发〔2015〕84号）中，即“有限的医疗卫生和养老服务资源以及彼此相对独立的服务体系远远不能满足老年人的需要，迫切需要为老年人提供医疗卫生与养老相结合的服务”。

---

① 文件中提出“积极推进医疗卫生与养老服务相结合，推动‘医养融合’发展”，并明确要求“各地要促进医疗卫生资源进入养老机构、社区和居民家庭。卫生管理部门要支持有条件的养老机构设置医疗机构”。

（二）医养结合的政策目标

“医养结合”作为国务院积极推进的一项政策，一方面是为了满足即将进入老龄化社会后失能半失能老人对医疗服务与养老服务的连续性需求；另一方面也是一项实现经济转型、促进经济增长的措施。如 2013 年，国务院提出医疗卫生与养老服务相结合是“发展养老服务业六大任务之一”“扩大内需、增加就业、促进服务业发展、推动经济转型升级的重要力量”（国务院 2013 年 35 号文），也是“经济发展新常态下重要的经济增长点，对稳增长、促改革、调结构、惠民生和全面建成小康社会具有重要意义”（国务院办公厅 2015 年 84 号文）。

（三）政策层面提出的医养结合具体实现方式

1. 支持养老机构提供医疗服务，鼓励医院将医疗服务向养老机构延伸

首先，“医养结合”核心在于养老照护能够同时引入医疗服务，而非医疗服务同时提供养老照护。因此，国务院文件偏重于鼓励养老机构能够提供入住老人普遍需要的医疗服务。如提出“建立医疗卫生机构设置审批绿色通道，支持养老机构开办老年病院、康复院、医务室等医疗卫生机构”（国务院 2016 年 91 号文）、“支持有条件的养老机构设置医疗机构”（国务院 2013 年 35 号文）、“支持养老机构按规定开办康复医院、护理院、临终关怀机构和医务室、护理站等”（国务院 2017 年 13 号文）。从文件表述看，养老机构提供医疗服务要求“卫生部门支持”并“设置审批绿色通道”，但要符合相关规定。

为了与当前的医疗卫生体制改革相适应，医养结合相关政策还提出“鼓励护理院、专业康复机构等加入医联体。加强医疗卫生与养老服务相结合，为患者提供一体化、便利化的疾病诊疗—康复—长期

护理连续性服务”（国务院办公厅 2017 年 32 号文），并提出把“符合条件的养老机构内设医疗卫生机构按规定纳入城乡基本医疗保险定点范围”（国务院 2013 年 35 号文、2016 年 91 号文、2017 年 13 号文）。

对于养老机构提供医疗服务的医务人员来源，国务院文件中多次提到鼓励执业医师多点执业，如“鼓励符合条件的执业医师到养老机构、社区老年照料机构内设的医疗卫生机构多点执业”（国务院办公厅 2016 年 91 号文）、“鼓励执业医师到养老机构设置的医疗机构多点执业，支持有相关专业特长的医师及专业人员在养老机构开展疾病预防、营养、中医养生等非诊疗性健康服务”（国务院 2017 年 13 号文）。

其次，在医疗机构增设养老照护业务方面，国务院出台的文件则将重点更多地放在了利用现有医疗资源进行业务延伸上。如在机构层面上，指出要“推动二级以上医院与老年病医院、老年护理院、康复疗养机构等之间的转诊与合作”（国务院 2013 年 40 号文）、“开通预约就诊绿色通道，推进养老服务机构、社区老年照料机构与医疗机构对接，为老年人提供便捷医疗服务”（国务院办公厅 2016 年 91 号文）、“建立健全医疗卫生机构与养老机构合作机制，建立养老机构内设医疗机构与合作医院间双向转诊绿色通道，为老年人提供治疗期住院、康复期护理、稳定期生活照料以及临终关怀一体化服务”（国务院 2017 年 13 号文）。

除此之外，还要求“各地要促进医疗卫生资源进入养老机构、社区和居民家庭”（国务院 2013 年 35 号文）、“鼓励医疗机构将护理服务延伸至居民家庭。鼓励发展日间照料、全托、半托等多种形式的老年人照料服务”（国务院 2013 年 40 号文）。

而关于医院转型开展养老业务，相关文件中仅出现过一次：“有条件的地区可将部分公立医院转为康复、护理等机构”（国务院 2017

年13号文)，更多的则是“加强老年康复医院、护理院、临终关怀机构和综合医院老年病科建设”。

2. 支持基层医疗卫生机构、社会办医疗机构为老年人家庭提供签约医疗服务

为促进医疗与养老融合，发展健康养老产业，国务院《关于印发“十三五”深化医药卫生体制改革规划的通知》(国发〔2016〕78号) 和国务院《关于印发“十三五”国家老龄事业发展和养老体系建设规划的通知》(国发〔2017〕13号) 均提到“支持和鼓励基层医疗卫生机构开展家庭医生签约服务”。其中，78号文提出“支持基层医疗卫生机构为老年人家庭提供签约医疗服务，建立健全医疗卫生机构与养老机构合作机制，支持养老机构开展康复护理、老年病和临终关怀服务，支持社会力量兴办医养结合机构”；13号文提出“提高基层医疗卫生机构康复护理床位占比，积极开展家庭医生签约服务，为老年人提供连续的健康管理和医疗服务”，后又将“支持基层医疗卫生机构为老年人家庭提供签约医疗服务”延伸到“支持社会办医疗机构为老年人家庭提供签约医疗服务，建立健全与养老机构合作机制，兴办医养结合机构”(国务院办公厅2017年44号文)。

3. 在财政投入上，以彩票公益金为主投入发展养老服务业

为保障养老服务业的发展，国务院提出，“民政部本级彩票公益金和地方各级政府用于社会福利事业的彩票公益金，50%以上要用于支持发展养老服务业；落实和完善鼓励政策，引导各类社会资本投入老龄事业，倡导社会各界对老龄事业进行慈善捐赠，形成财政资金、社会资本、慈善基金等多元结合的投入机制”(国务院2013年35号文)，并强调“对落实养老服务业支持政策积极主动、养老服务体系建设成效明显的省(区、市)，在安排中央补助及有关基础设施建设资金、遴选相关试点项目方面给予倾斜支持”(国务院办公厅2016年82号文)。

4. 在养老服务供给上，让社会资本“唱主角”“挑大梁”

首先是将公办养老机构转制成企业或开展公建民营，并逐渐降低其床位占比。对于公办养老机构改革，国务院有两个文件中提及：一是“加快推进具备向社会提供养老服务条件的公办养老机构转制成为企业或开展公建民营，要求到2020年政府运营的养老床位数占当地养老床位总数的比例应不超过50%”（国务院办公厅2016年91号文）；二是“加快推进具备向社会提供养老服务条件的公办养老机构转制为企业或开展公建民营”（国务院2017年13号文）。

其次是推进“放管服”改革，支持社会资本兴办养老服务机构。在准入门槛上，国务院有两个文件重复提出“全面清理、取消申办养老机构的不合理前置审批事项”（国务院办公厅2016年85号文、91号文），并对具体做法做了如下规定，“对设立营利性养老机构，按‘先照后证’的简化程序执行，在工商行政管理部门办理登记后，在辖区县级以上人民政府民政部门申请设立许可；在民政部门登记的非营利性养老机构，可以依法在其登记管理机关管辖范围内设立多个不具备法人资格的服务网点；申请设立养老服务类社会组织，符合直接登记条件的可以直接向民政部门依法申请登记，不再经由业务主管单位审查同意”。仅时隔一年之后，国务院文件又提出“贯彻全面放开养老服务市场、提升养老服务质量的有关政策要求，加快推进养老服务业‘放管服’改革。对民间资本和社会力量申请兴办养老机构进一步放宽准入条件，加强开办支持和服务指导”（国务院2017年13号文）。

在土地规划上，强调“营利性养老服务机构利用存量建设用地建设养老设施，涉及划拨建设用地使用权出让（租赁）或转让的，在原土地用途符合规划的前提下，允许补缴土地出让金（租金），办理协议出让或租赁手续”，“企事业单位、个人对城镇现有空闲的厂房、学校、社区用房等进行改造和利用，举办养老服务机构，经有关部门批准临时改变建筑使用功能从事非营利性养老服务且连续经营一年以上的，五年内土地使用性质可暂不作变更”，“民间资本举办的非营利性养老机构与政府举办的养老机构可依法使用农民集体所有的土地”，“对在养老服务领域采取政府和社会资本合作（PPP）方式的项目，可以国有建设用地使用权作价出资或者入股建设”（国务院2016年91号文）。

5. 在多部门参与上，建立各尽其责的协作机制

如果说医养结合服务是现代服务业的一部分，那么服务提供过程中不可避免地要涉及土地、财政、人社、卫生、民政、税收等部门，也必然要求各部门间协同配合。

例如，民政部协同国家发展改革委分工负责“支持整合改造闲置社会资源发展养老服务机构，将城镇中废弃工厂、事业单位改制后腾出的办公用房、转型中的公办培训中心和疗养院等，整合改造成养老服务设施”；人社部协同国家卫计委、民政部、财政部、保监会分工负责“探索建立适合国情的长期护理保险制度政策框架，重点解决重度失能人员的基本生活照料和与基本生活密切相关的医疗护理等所需费用”；国家发展改革委协同民政部分工负责“全面清理、取消申办养老服务机构不合理的前置审批事项，进一步降低养老服务机构准入门槛”等（国务院办公厅2016年85号文）。

二　“医养结合”政策执行及制度分析

（一）相关部委配套政策

国务院2013年35号文件出台后，各相关部门配套出台了一系列政策文件。

1. 民政部牵头出台的文件中有4件涉及医养结合

一是牵头5个部门出台《关于开展养老服务和社区服务信息惠民工程试点工作的通知》（民函〔2014〕325号），文件中提出，“推进医疗卫生服务与机构养老服务融合发展。依托电子健康档案、电子病历和区域卫生信息平台等，建立机构内老年人健康评估、健康监测、医疗救护、康复护理、临终关怀等系统，建设养老机构与卫生医疗服务机构相互支持的信息管理系统，实现养老机构与社区诊疗一卡通、医疗卫生机构的无缝对接”。

二是牵头9个部门出台《关于鼓励民间资本参与养老服务业发展的实施意见》（民发〔2015〕33号），文件中提出，“支持有条件的养老机构内设医疗机构或与医疗卫生机构签订协议，为老年人提供优质便捷的医疗卫生服务”；“养老机构内设医疗机构符合职工基本医疗保险、城镇居民基本医疗保险和新型农村合作医疗定点医疗机构条件的，要按规定申请纳入定点范围”；“促进医疗卫生资源进入社区和居民家庭，加强居家和社区养老服务设施与基层医疗卫生机构的合作”。

这一文件关于促进医养结合的文字表述与国务院文件无异，但同时还指出“对民间资本投资举办的护理型养老机构，在财政补贴等政策上要予以倾斜”；并提出“养老机构医护人员的资格认定、职称评定、技术准入和推荐评优等方面，按其他医疗机构同等对待”。

三是牵头1个部门出台《关于做好医养结合服务机构许可工作的通知》（民发〔2016〕52号），文件中提出，“举办医养结合服务机构的，民政、卫生计生部门应当在接到申请后，按照首接责任制原则，及时根据各自职责办理审批，不得将彼此的审批事项互为审批前置条件，不得相互推诿”；对“基层医疗机构和二级医院内设养老机构符合条件的，享受养老机构相关建设补贴、运营补贴和其他政策扶持”；对“养老机构内设医疗机构为门诊部、诊所、医务室、护理站的，养老机构应当向当地县级卫生计生部门申请设置和执业登记。卫生计生部门应当在受理设置申请后10个工作日内给予是否同意设置的批复”；同时还强调“卫生计生部门应当将养老机构设立老年病医院、康复医院、护理院、中医医院、临终关怀等医疗机构纳入区域卫生规划，优先予以审核审批”。

四是牵头1个部门出台《民政事业发展第十三个五年规划》（民发〔2016〕107号），文件中提出，“支持养老机构开展医疗服务，符合条件的可按规定与基本医疗保险经办机构签订基本医疗保险定点服务协议”，“鼓励养老机构与周边医疗卫生机构开展多种形式的协议合作，医疗卫生机构为老年人开通预约挂号、转诊等绿色通道”，“鼓励医疗机构将护理服务延伸至家庭、城乡社区和养老机构”，“选择有条件、有代表性的地区进行医养结合试点，规划建设一批特色鲜明、示范性强的医养结合试点项目”。

此外，2017年1月，民政部还联合其他12个部门出台了《关于加快推进养老服务业放管服改革的通知》（民发〔2017〕25号），就简政放权（养老服务投资项目的审批报建手续、养老机构相关审批手续）、强化监督管理能力（第三方评估机制），以及转变养老服务机构运营补贴发放方式做了一系列的政策改变和扶持。

2. 原国家卫生计生委出台的文件中有2件涉及医养结合

一是牵头8个部门出台《关于推进医疗卫生与养老服务相结合的指导意见》（国办发〔2015〕84号），在鼓励社会办医养结合机构的准入、医保定点资格、投融资模式、财税价格政策、土地规划、人才队伍建设等方面给出了指导性意见。

二是牵头1个部门出台《关于遴选国家级医养结合试点单位的通知》（国卫办家庭函〔2016〕511号），确定第二批国家级医养结合试点单位。

三是出台《关于深化“放管服”改革激发医疗领域投资活力的

通知》（国卫法制发〔2017〕43号），明确提出“取消养老机构内设诊所的审批，实行备案制”，为全面放开养老服务市场铺平了道路。

3. 国家发展改革委牵头出台的文件中有1件涉及医养结合

2015年4月，国家发展改革委牵头出台《关于进一步做好养老服务业发展有关工作的通知》（发改办社会〔2015〕992号），文件中提出，“建立医疗机构与养老机构之间的医疗服务绿色通道，积极推动医养融合发展”。

除上述一系列文件之外，2014年5月，民政部、国土资源部、财政部等还联合出台《关于推进城镇养老服务设施建设工作的通知》（民发〔2014〕116号），在降低社会力量举办养老机构的门槛、支持社会资本举办养老机构以及城镇养老服务设施建设享受国家优惠政策（用电、用水、用气、用热）等方面做了进一步细化。针对后者，2015年1月，国家发改委、民政部《关于规范养老机构服务收费管理促进养老服务业健康发展的指导意见》（发改价格〔2015〕129号）也提出：“所有养老机构用电、用水、用气、用热按居民生活类价格执行。政府及相关部门要严格按照国家统一规定，对非营利性养老机构建设免征有关行政事业性收费，对营利性养老机构建设要减半征收有关行政事业性收费，对养老机构提供养老服务也要适当减免行政事业性收费。”

2018年8月，国务院办公厅印发《深化医药卫生体制改革2018年下半年重点工作任务》，其中第44条要求国家卫生健康委、国家发展改革委、民政部、国家中医药局负责制定医养结合机构服务和管理指南，开展安宁疗护试点。

（二）医养结合政策推行效果评价

为更好地分析医养结合政策在地方上的具体实施和落地情况，本报告梳理了全国21个地区[1]出台的医养结合政策文件，发现各地政府作为政策落实主体，均响应国家要求开展了医养结合的推进工作，在具体的政策执行上表现出较强的共性。同时，医养结合试点地区和非试点地区没有表现出系统性差异，其中部分地区因自身需求或主政者思路，显示了对医养结合工作的更多支持，与自身是否为试点地区没有明显关系，这为下一步改革提供了政策参考。

1. 在机构医养结合政策方面

机构医养结合政策，具有“发文强调次数越多，地方执行的可能性越大”“执行难度越低，执行的可能性越大”的特征。

其一，表现在鼓励养老机构提供医疗服务上，一是针对国务院2013年35号文要求的“卫生管理部门支持有条件的养老机构设置医疗机构”，21个地区中有14个地区（其中5个为医养结合试点地区）出台了相应的政策；二是针对国务院办公厅2015年84号文件和2017年13号文两次要求“支持养老机构按规定开办康复医院、护理院、临终关怀机构和医务室、护理站等”，21个地区中有11个地区（其中3个为医养结合试点地区）出台了相应的政策；三是针对国务院2013年35号文、2016年91号文和2017年13号文三次要求“符合条件的养老机构内设医疗卫生机构按规定纳入城乡基本医疗保险定点范围”，21个地区中有13个地区（其中3个为医养结合试点地区）出台了相应的政策。

其二，表现在医疗机构服务向养老机构的延伸上，一是针对国务院2013年35号文要求的“各地要促进医疗卫生资源进入养老机构、社区和居民家庭”，21个地区中有9个地区（其中1个为医养结合试点地区）出台了相应的政策；二是针对国务院办公厅2016年91号

① 这21个地区分别为济宁市、曲阜市、泰安市、天津市、成都市、绵阳市、德阳市、沈阳市、鞍山市、柳林市、桂林市、临汾市、雷州市、吕梁市、合肥市、宿州市、盐城市、徐州市、淮安市、三明市和莆田市。

文、2017 年 13 号文要求的“鼓励符合条件的执业医师到养老机构、社区老年照料机构内设的医疗卫生机构多点执业”，21 个地区中仅有 5 个地区（其中 1 个为医养结合试点地区）出台了相应的政策。

除此之外，对于国务院 2014 年 14 号文关于“推动中医药与养老结合，充分发挥中医药治未病和养老保健优势”，21 个地区中仅有 7 个地区出台了相应的政策，其中 3 个为医养结合试点地区；对于国务院办公厅 2015 年 32 号文关于“促进中医药与养老服务结合……二级以上中医医院开设老年病科，增加老年病床数”，21 个地区中也仅有 7 个地区出台了相应的政策，其中医养结合试点地区的数量为 2 个。

但总体来说，机构化医养结合服务由于政策比较明确，各地执行起来也较为容易。中国社会科学院经济研究所 2016 年养老机构调查数据显示，78.8% 的养老机构能够提供医疗服务。从其提供方式上来看，48.2% 的养老机构通过自设医疗机构提供服务，46.5% 的养老机构通过与其他医疗机构合作提供服务。这在一定程度上可能也得益于社会力量已成为医养结合机构的举办主体，从中国民政统计年鉴数据来看，2016 年民政登记的民办非营利性养老机构和工商登记的民办营利性养老机构占养老机构总量的比例已达 43.2%，床位数占比达 45.6%，人员数占比达 52.9%。

2. 在居家和社区医养结合政策方面

居家和社区医养结合政策执行情况与机构医养结合政策相似。例如，针对国务院 2016 年 78 号文、2017 年 13 号文要求的“支持和鼓励基层医疗卫生机构开展家庭医生签约服务”，21 个地区中有 13 个地区（其中医养结合试点地区 3 个）出台了相应的政策；针对国务院办公厅 2015 年 84 号文要求的“鼓励为社区高龄、重病、失能、部分失能等提供定期体检、上门巡诊、家庭病床”，21 个地区中有 10 个地区（其中医养结合试点地区 2 个）出台了相应的政策；而针对国务院 2017 年 44 号文要求的“支持社会办医疗机构为老年人家庭提供签约医疗服务”，21 个地区中仅有 1 个地区出台了相应的政策，且这 1 个地区是非医养结合试点地区。

早在“十二五”规划中，国务院就已明确提出居家养老和社区养老是养老照护的主体，前者满足 90% 老人养老照护需求，后者满足 6% 老人养老照护需求，剩下 4% 的老人才由机构来实现养老。因此，居家和社区层面的医养结合是国务院医养结合政策关注的重点，但实际上居家的老人却难以在社区获得方便有效的医疗服务。

3. 在其他医养结合政策方面

（1）在公立养老机构改革方面。国务院办公厅 2016 年 91 号文和国务院 2017 年 13 号文均要求“加快推进具备向社会提供养老服务条件的公办养老机构转制成为企业或开展公建民营”，21 个地区中仅有 9 个地区（其中医养结合试点地区 2 个）出台了相应的政策。

（2）在医养结合“放管服”方面。或因涉及部门较多，或因改革难度较大，医养结合“放管服”政策地方执行情况亦不乐观。例如，针对国务院办公厅 2015 年 84 号文要求的“鼓励社会力量兴办医养结合机构”，21 个地区中仅有 8 个地区（其中医养结合试点地区 2 个）出台了相应的政策，但其在审批条件后并没有加入“非禁即入”这一提法；同时，针对国务院办公厅 2016 年 91 号文、85 号文要求的“全面清理、取消申办养老机构的不合理前置审批事项”，21 个地区中仅有 1 个地区提及“一站式服务”，几乎无配套政策出台。

除此之外，对于国务院办公厅 2016 年 91 号文要求的“建立医疗卫生机构设置审批绿色通道，支持养老机构开办老年病院、康复院、医务室等医疗卫生机构”，21 个地区中仅有 1 个医养结合试点地区涉及，并对审批提出“一次性告知、一站式服务”的要求；对于国务院 2013 年 40 号文和国务院办公厅 2014 年 14 号文要求的“推动二级以上医院与老年病医院、老年护理院、康复疗养机构等之间的转诊与合作”，也仅有 1 个地区在省级层面出台了相应的政策文件。

（三）医养难结合的制度分析

提供医养结合服务必然要与财政、土地、卫生、民政、税收、消防等部门打交道，尽管“放管服”一直以来是国务院提出促进养老服务业发展的重要举措，但实际上总有迈不过的坎。分析导致医养难结合的现状可能与如下原因有关。

1. 部门条块管理导致行政孤岛

医疗和养老分属不同行政部门主管，国务院医养结合相关文件中一些具体政策措施在部门及地方落实过程中往往难以落地。例如，2016 年民政部联合国家卫生计生委发布的《关于做好医养结合服务机构许可工作的通知》（民发〔2016〕52 号）明确提出，“医疗机构设立养老机构应按照《养老机构设立许可办法》规定申请养老机构设立许可”“养老机构设立医疗机构应由卫生计生部门将养老机构设立老年病医院、康复医院、护理院、中医医院、临终关怀等医疗机构纳入区域卫生规划”“养老机构内设医疗机构为门诊部、诊所、医务室、护理站的，应当向当地县级卫生计生部门申请设置和执业登记”。实际上，这一政策规定并没有体现“放管服”的要求。

此外，养老机构提供医疗服务还必须在硬件上满足一定条件。如按照国家卫生计生委办公厅 2014 年 57 号文规定，“养老机构内设医务室房屋建筑面积不少于 40 平方米，至少设有诊疗室、治疗室、处置室。如设康复室，应增加相应建筑面积（增加的建筑面积不少于 50 平方米）”。

这意味着，养老机构若提供医疗服务，不仅必须达到卫生部门区域卫生规划要求的医疗等级水平，还要在房屋建筑面积上达到管制要求。大部分养老机构房屋是租赁的，难以满足这些条件。而国务院文件中的“鼓励”“支持”“一视同仁”等，对具体实施审批业务的政府部门没有约束力，亦缺乏问责机制。

2. 医疗资源垄断导致要素难流动

如前所述，医疗和养老分属不同行政部门主管，相应的医疗服务和养老服务的提供者亦分属不同部门。在当前医务人员人事制度和执业方式仍受政府管制的情况下，由养老机构提供医疗服务或以诊所的形式提供医养护理服务都不是一个容易的选择，这在一定程度上导致医养服务难结合。以居家和社区医养结合服务提供为例，垄断了社区医疗服务供给的公立社区医疗机构，在收支两条线的铁饭碗制度下，医疗服务的供给能力下降。从医生数量上看，基层执业医师占比已由2009年的33.7%下降到了2017年的28.9%[①]。医生比重下降，严重依靠医生的社区医疗服务能力自然也就相应下降，从门急诊人次占比、出院人次占比来看，前者从2009年的41.9%下降至2017年的23.2%，后者从2009年的35.3%下降至2017年的18.2%[②]，这表明社区医疗照护能力明显降低，大多数养老服务机构只能采取聘请医院退休医生来缓解这一困境。

三　破解“医养难结合”困局的政策建议

如前所述，我国医疗服务和养老服务分别由不同的提供主体提供，由不同的政府部门实施行政管理和行业监管，这在一定程度上导致医的动力不足、养的能力不够，陷入“医养难结合”的困境。针对于此，本报告提出以下三点政策建议。

（一）建立有效的问责机制

当前，国务院对各相关部门以及各省市地区养老服务供给的硬性

---

① 数据来源：2010年《中国卫生统计年鉴》、2018年《中国卫生健康统计年鉴》。

② 数据来源：2010年《中国卫生统计年鉴》、2018年《中国卫生健康统计年鉴》。

考核指标较少，缺乏养老服务供给结构、服务质量标准方面的刚性约束，特别是在政策落地过程中没有合理的监督和问责机制。因此，在医养结合政策的推行过程中，不仅要加强部门间的协调，更要关注如何让部门之间协调起来。建议梳理出不同部门在医养结合中的权、责、利，并在现有基础上根据现实需求适当调整，理顺机制，以让政策运行更为顺畅。

（二）尽快建立长期护理保险制度

当前，社会力量已成为养老服务的提供主体，在这种市场格局下，应积极借鉴德国和日本的成功经验，通过大力发展长期护理保险的做法培育市场，让市场机制在老年照护服务市场中发挥决定性作用，引导社会组织积极参与，实现老年护理服务社会化，促进养老产业发展，以此拉动整个服务业发展，扩大就业，促进经济社会转型升级。

具体来说，通过明确长期护理保险基金的支付范围，积极探索适宜的支付方式，这样不仅有利于一些养老机构收治半失能、失能老人，也解决了一些医院老年人“压床”现象。同时，取消当前针对各类养老照护机构的建设补贴和运营补贴，并将这些补贴投入长期护理保险基金中，一方面提高了老人的照护需求支付能力；另一方面避免了现有养老机构建设补贴中的不规范现象，推进养老照护市场公平竞争和有序发展。

（三）鼓励社会力量托管公立社区医疗机构

目前，大多数公立养老机构包括兜底性的养老和福利中心已转制为公建民营，各地养老机构也均已实现了以社会办机构为主体。为实现医和养的有效结合，应鼓励社会力量托管现有公立社区医疗机构，大力推行社区医疗机构公建民营，这是实现社区和居家医养结合的重要途径。在此基础上，将公共卫生补贴和家庭医生补贴投入基本医疗保险和长期护理保险中，赋予社区居民自主选择权，让医保补偿和长护支付随着患者走。

（四）鼓励地方将负债建设的公立医院进行改制

我国经济发展已进入新常态，各地财政收入差异明显，以往靠财政高投入的公立医院为实现自身发展，逐渐转向靠吸引患者来获得医保收入，其结果是公立医院发展呈现两极分化，一些公立医院陷入负债建设的恶性循环中。应鼓励地方将负债建设的公立医院进行改制，既可以有效减轻地方财政负担，化解地方债务危机，又可以促进健康产业发展，实现保增长、转结构的目标。

（五）在医疗卫生体制改革背景下提倡“医护分离”

在当前医疗卫生体制改革、促进分级诊疗的大背景下，鼓励医院专注于急症的诊断和治疗，如短期的住院业务，而超过一定时限的康复护理、带有医疗服务的长期护理、临终关怀等则由专业的照护机构或通过家庭病床的形式来提供。

综上，“医养结合”是完善我国养老服务供给的重要举措，体现了人口结构变迁、经济和社会转型的必然性。在当前医疗服务和养老服务分别由不同的提供主体提供，并由不同的政府部门实施行政管理和行业监管的情况下，“医养结合”政策的进一步推进不仅需要建立长期护理保险制度，还需从医疗服务体制改革的角度寻找出路。

B.3
我国医生集团发展现状及相关建议

苗艳青　李　孜*

摘　要： 目前，我国各种形式的医生集团不断涌现。这些医生集团在运营方式、签约机构、签约医生身份、业务开展程度等方面的情况各不相同。相比之下，美国、英国团体执业发展时间较长，其发展与监管经验值得借鉴。为规范、引导医生集团的健康发展，我国应进一步完善相应法律法规，明确其机构性质，规范其诊疗行为，健全其人才培养体系等，促进我国医生集团的健康发展。

关键词： 医生集团　团体执业　制度规范

医生集团是我国推进健康中国建设、深化医药卫生体制改革过程中的新生事物。从2009年到2017年，我国陆续出台了多项政策措施，支持和鼓励医务人员在不同医疗机构之间的合理流动，并逐步实现了“一次注册、区域有效”的目标。特别是2016年，《“健康中国2030”规划纲要》中明确提出“积极探索医师自由执业、医师个体与医疗机构签约服务或组建医生集团”。这些政策文件的出台，发挥

* 苗艳青，国家卫生健康委卫生发展研究中心研究员，研究室主任，主要研究方向为卫生服务体系；李孜，国家卫生健康委卫生发展研究中心助理研究员，主要研究方向为卫生服务体系。

和调动了医务人员参与医疗卫生体制改革的主动性、创造性和积极性，推进了医师多点执业从概念提出到试点探索到拓展深化的过程，也为推进医生自由选择执业和促进医生集团的出现与发展创造了良好、宽松的政策环境。

在此背景下，自 2014 年 7 月 1 日，我国首个体制外医生集团——张强医生集团正式成立后，多种形式的医生集团不断涌现。目前，我国医生集团在运营方式、签约机构、签约医生身份、业务开展程度等方面的情况各不相同。为此，本报告对我国医生集团的发展情况进行介绍，并结合国际经验，为我国医生集团的规范、健康发展提出相关政策建议。

一 我国医生集团情况介绍

（一）我国医生集团情况

目前，我国医生集团的形式与运营方式主要呈现以下特点。

1. 医生、资本、企业均可作为医生集团的发起人

目前，我国医生集团的发起人主要包括医生、资本、药企等。由医生发起的医生集团包括张强医生集团、冬雷脑科医生集团、哈特瑞姆心脏医生集团、华医心诚医生集团等。此外，中钰医生集团等由资本方发起，益佰制药、国药控股等制药企业也发起了部分医生集团。医生集团发起方已逐渐多样化（见表 1）。

2. 医生集团均以公司形式注册

在注册方式方面，已进行工商注册的医生集团大多以营利性有限公司的形式注册。目前，继深圳可以用“医生集团医疗有限公司”形式注册后，广东、福建、陕西、贵州、安徽、云南、湖南和新疆等多地已批准医生集团可以在工商部门以“医生集团”字样进行工商注册。

表1　部分医生集团发起人类型

发起人类型	医生集团名称
医生发起	张强医生集团 冬雷脑科医生集团 哈特瑞姆心脏医生集团 华医心诚医生集团 泓心医生集团 川派医生集团 …
资本发起	中钰医生集团 …
制药企业发起	益佰艾康肿瘤医生集团 国耀名医医生集团 …

但是，尽管如此，目前医生集团均未获得医疗机构执业许可证等医疗行业的经营许可。

3. 医生集团的发展目标及规划

对于医生集团的发展目标及规划，不同类型的医生集团的定位不同。总体上，由医生主导的医生集团多以提供优质的医疗服务、培养医生能力、提升专业领域服务标准及水平等专业发展目标为主。以资本主导的医生集团，主要以实现医生资源与医疗机构的有效对接，从而尽快提升所收购医院的价值为目标（见表2）。

表2　部分医生集团的目标及发展规划

名　称	成立集团的目标及发展规划
张强医生集团	－培养医生的契约精神与执业精神 －让医生成为真正的社会人
冬雷脑科医生集团	－提供以优秀医生为主导的优质医疗服务 －建立全程符合集团服务理念的门诊、专科医院等医疗机构

续表

名　称	成立集团的目标及发展规划
哈特瑞姆心脏医生集团	-提高专业技术水平和服务水平 -计划筹建自有医院,在全国建立哈特瑞姆连锁机构,构建心脏病医疗、预防和康复网络
华医心诚医生集团	-成为心脑血管行业标准、服务规范标准等的制定者 -与更多医疗机构合作,促使医院转型成为优秀医生集团的"机场" -筹建自有医院,使医生集团具有更多的对人才、管理、资金等进行整合的权利
中钰医生集团	-实现医生资源与医疗机构的有效对接,提升收购医院的价值

4. 医生集团以专科手术服务为主

在以提供医疗技术服务为主的医生集团中，针对某一专业领域的外科手术提供专科服务是较为普遍的形式。部分其他医生集团，并不深入介入医疗服务本身，而是搭建信息交换及资源共享的平台，这类医生集团往往涉及多个专科（见表3）。

表3　医生集团的专业领域

医生集团	专业领域
张强医生集团	血管外科、疝外科、男士整形外科、肛肠外科
冬雷脑科医生集团	各类脑科手术及脑血管病的微创介入治疗
哈特瑞姆心脏医生集团	心血管病
华医心诚医生集团	心血管病
大家医联	信息交换平台,多个专科的医生资源
中钰医生集团	资源平台,多个专科的医生资源

5. 医生集团主要采取签订学科共建协议的方式与医院等医疗机构合作

目前，医生集团主要采取签订学科共建协议的方式与医院等医疗机构合作。医疗机构提供房屋、设备等硬件设施，医生集团提供医疗技术服务。双方通过自主协商定价，明确医生集团在机构出诊的利益分配比例，由医疗机构定期向医生集团拨付“咨询费”“技术咨询费”等进行结算。在签约机构类型方面，目前医生集团主要与私立医疗机构签约，与公立医院签约数量较少（见表4）。此外，许多医生集团已经或计划筹建诊所、医院等医疗机构，如张强医生集团、冬雷脑科医生集团、川派医生集团等。

表4　部分医生集团的签约机构及合作方式

医生集团	签约机构及合作方式
张强医生集团	-主要与民营医疗机构签约 -采用PHP模式 -已筹建医生集团自营的诊所 -集团与签约机构的利润分成按照国际通行的CPT模式
冬雷脑科医生集团	-与民营医疗机构、公立医院均有合作 -集团与医院签订学科共建框架协议，建立与医院的合作关系 -由医院收费后再将费用拨付集团
哈特瑞姆心脏医生集团	-与公立医院、民营医院均有合作 -三种合作模式：PHP（集团医生利用医院场地定期出诊）、1+N模式（1名集团医生离开体制，作为医院的雇佣医生，与不同专业医生合作）、N+1模式（由医院科室主任作为主要负责人，同多名专家与医生团队对接）
中钰医生集团	-主要模式为通过资本运作收购医院，并将医生集团派驻到收购医院中，从而使医院能够快速升值

6. 医生集团与医生的合作方式主要包括合伙人、签约和雇佣三种

目前，根据合作医生的资历条件，医生集团与医生的合作方式主要包括合伙人、签约和雇佣三种。合伙人即医生持有医生集团的部分股份，多适用于核心专家或对医生集团具有重大贡献的医生、创始人等；签约关系即医生的劳务关系在执业医院，同时医生与医生集团签订劳务合同，医生集团与医生在签约前协商确定薪酬、绩效，并通过

集团进行多点执业；雇佣关系即医生的劳务关系在医生集团，仅将医疗机构注册为执业地点，由医生集团支付基本工资及绩效。目前，医生集团中以雇佣关系合作的医生在晋升职称时需要先将劳务关系挂靠在签约医疗机构。

7. 医生集团尚无明确、标准化的利益分配机制

在薪酬方面，医生集团主要根据医生工作量、手术难度、服务质量等发放医生的绩效。而对于医生的绩效，医生集团尚无明确、标准化的劳务价值标准。部分医生集团采用 CPT code 模式，多数医生集团主要依据行业内对医生劳务价值的判断协商确定（见表5）。

表5　部分医生集团的劳务价值评价方式

医生集团	如何体现医生的劳动价值
张强医生集团	-集团采取 CPT code 对医生劳务进行薪酬计算。劳务收入占诊疗费用的比例一般在50%～70%
冬雷脑科医生集团	-集团与医生签约时就预期收入进行谈判，确定基本工资水平及利益分配方式 -主要根据医生工作量及手术难度等发放医生绩效
哈特瑞姆心脏医生集团	-集团的收入形式包括医院向集团支付的咨询费、医院向医生支付的特聘劳务费、药厂和医疗器械厂家等提供的培训及差旅费 -医生集团根据病人需要组建多学科团队，并根据服务效果对团队采取按效果付费的形式
华医心诚医生集团	-研发、建立医生评估体系。首先对医生进行医教研和管理能力评估，基于评估结果为医生定级、签约，在医生开展服务的过程中对医生的服务能力进行评价 -将对医生的管理与服务过程管理相结合，通过一系列考核评估激励医生

（二）我国现阶段医生集团的主要类型

目前我国医生集团可根据创始人身份、服务内容、责任归属等多

种方式进行分类。

1. 按创始人身份可分为体制外医生集团和体制内外同时执业的医生集团

对于由医生发起并主导的医生集团，按照创始人是否离开公立医院体制，可分为体制外医生集团和体制内外同时执业的医生集团两类。

体制外医生集团如张强医生集团、冬雷脑科医生集团、泓心医生集团、川派医生集团等。这类医生集团的创始人完全脱离公立医院体制，同时鼓励签约医生离开体制执业，探索医生的全职自由执业。这类医生集团主要采用医生与医院分别签约的 PHP（Physician Hospital Partnership）模式，建立医生和医院的合伙关系。这种模式将公立医院中医生和医院的雇佣关系转变为合伙关系，使双方平等合作。

体制内外同时执业的医生集团如华医心诚医生集团、哈特瑞姆心脏医生集团等。这类医生集团的创始人往往保留其在公立医院的身份，也允许医生集团的签约医生保留体制内身份。这类医生集团主要采用体制内外多点执业的模式，通过与医疗机构合作帮助签约医生利用空余时间多点执业。

2. 按服务内容可分为技术输出型医生集团和管理服务型医生集团

按照医生集团的服务内容与服务模式，目前我国医生集团主要可以分为技术输出型和管理服务型两类。

技术输出型医生集团如张强医生集团、冬雷脑科医生集团、泓心医生集团、川派医生集团、哈特瑞姆心脏医生集团等。这类医生集团的主要服务内容为某个或某几个专科的医疗服务，通过医疗技术、医疗服务的输出，使签约医生到医生集团的签约机构或自建机构出诊、手术，获得劳务收入，并在提供技术服务的过程中帮助机构的相应科室进行学科建设。

管理服务型医生集团如大家医联、中钰医生集团等。这类医生集团主要定位为“医生的经纪人公司”，主要负责提供与医生执业相关的管理服务，如建立信息交流平台，帮助医生选择签约医院、集中谈判、风险应对等，通过促进医院、医生、患者的信息共享，保持医生集团与医院双方的专业性与专注性。

管理服务型医生集团还包括一些互联网医生集团，如杏香园等。这类医生集团主要依托互联网平台，成为医生多元化行医的专业助手和医生多点执业的平台，并依托互联网实现医患线下线上精准匹配。互联网医生集团一方面为医生团队提供咨询、品牌传播、客户开发、服务运营、支付体系、法律风险控制等服务；另一方面作为医生和患者信息的发布整合平台，发挥了中介服务的作用。

3. 按责任归属可分为平台型医生集团、共同责任型医生集团、主体责任型医生集团

按照医疗责任的归属，我国医生集团还可分为平台型（无责任）医生集团、共同责任型医生集团、主体责任型医生集团。

平台型（无责任）医生集团如中钰医生集团、微医集团等。主要是由医疗外围资本创办的第三方信息平台型医生集团，并不深度介入医疗服务，不承担医疗质量监管和医疗法律责任。

共同责任型医生集团如张强医生集团、冬雷脑科医生集团、泓心医生集团、川派医生集团、哈特瑞姆心脏医生集团等。主要是由医生创办的医生集团，会深入医疗全过程并提供核心环节的医疗服务。一般以签订协议的方式明确医生集团及签约医院双方在医疗服务中的责任承担比例，在目前的医疗制度下，一般由合作医院承担主要责任，医生集团承担连带责任。

主体责任型医生集团由医生集团承担主要医疗责任，合作医院承担连带责任。目前由于我国医生集团还无法取得医疗服务的经营许可，国内尚无主体责任型医生集团。但是这种医生集团最能够体现医生群体的独立性，可以最大限度地发挥医生集团的主要作用。

（三）医生集团可能为我国带来的一些积极影响

1. 盘活医疗资源，为医师多点执业探索新平台

目前在公立医院中，医生普遍具有多点执业需求，这些医生拥有较好的医疗技术但在寻找多点执业信息方面存在困难，尤其在寻找医疗机构、价格谈判、风险应对等方面需要更多帮助。而一些基层医疗机构或民营医疗机构虽然拥有先进的医疗设备，但急需骨干医生为其注入人才活力。

医生集团将具有多点执业需求的医生集中起来，建立信息交流平台，帮助医生选择签约医院、集中谈判、应对风险，为医生多点执业提供了更加便捷的平台，有利于提高卫生服务效率、促进医疗资源的合理分布。

2. 加快薪酬制度改革，为医生增加“阳光收入”探索新方式

医生集团为医生创造“多劳”机会，可以较为合理地增加医生的“阳光收入”。目前，尽管公立医院人满为患，但很多医生仍然缺少出门诊、亲自做手术的机会。一些医院还制定了“4+1”轮空制，即每周有一个工作日不用上班。医生集团可以帮助医生合理利用这些无效时间，增加医疗服务的供给，为医生创造多劳多得的执业机会。

在体现医务人员劳务技术价值方面，部分医生集团采取 CPT 分成模式计算医生收入。在 CPT 分成模式中，医生劳务收入占病人诊疗费用比例一般在 50%～70%，这一模式避免了医生为增加自身收入而无效增加患者及其家庭额外的时间和资金成本，为医务人员的薪酬制度、激励机制和医疗服务定价提供了新思路、新方法。

3. 助力分级诊疗，为提升基层医疗卫生服务能力探索新途径

基层卫生服务能力不足是制约分级诊疗制度建立的主要障碍。医生集团可以从两个层面提升基层医疗机构的服务能力。一方面，部分医生集团采用“互联网+技术输出”的发展模式，促进区域间、机

构间的技术交流。另一方面，多数医生集团选择到下一级或基层医疗机构执业，在为基层提供技术资源的同时，提高基层的诊疗标准、技术水平、服务能力，促进分级诊疗制度的建立。

4. 促进医生由单位人向社会人转变，为医生实现自我价值探索新舞台

医生由单位人向社会人转变，需要使医生的医疗行为和社会价值相衔接。医生集团强调医生的职业价值，强调医生的临床能力和服务能力，并将医生的技术服务直接跟市场对接，激发医生服务患者的内在驱动力，使医生更加重视其医疗行为、医患关系处理方式等，更加关注患者的服务体验。

同时，医生集团内部基于细化分工的发展思路，不仅为名医、骨干医生提供发展机会，也为年轻医生提供相应的发展机会。医生集团多采用专科团队的分组模式，同组签约医生大多来自不同医院的相同领域，并实行师徒制，在专科临床培养方面具有较大潜力。

5. 推动社会办医，探索多元化医疗服务供给新业态

医生集团从医疗平台、医生执业模式、民众就医选择、医疗保险等多个方面促进了医疗服务由一元化的供给方式向满足多元化的医疗服务需求转变。医生集团的医生不仅在公立医院执业，也在民营医院、基层医疗机构等各种医疗机构中执业；患者可以到公立医院就医，也可以到私立医院、线上平台、医生集团就医和咨询；医疗保险可以针对不同人群、不同医疗服务、不同医生提供，有利于形成基本医保和商业保险互补的局面。

（四）医生集团发展面临的挑战或障碍

1. 医生集团与医改各利益相关方的关系

医生集团作为一种新的执业模式，需要重塑或者清晰界定与其他利益相关者的关系。医生集团在服务过程中不仅要重新梳理和建立

医生集团与签约医生、患者、合作医疗机构的服务及管理关系，还涉及其与卫生、税务、工商、人社、医保等政府部门的关系，以及医生集团业态发展与我国公立医院综合改革、建立现代医院管理制度、建立分级诊疗制度、卫生人才队伍建设等医改重点任务的关系等（见图1）。

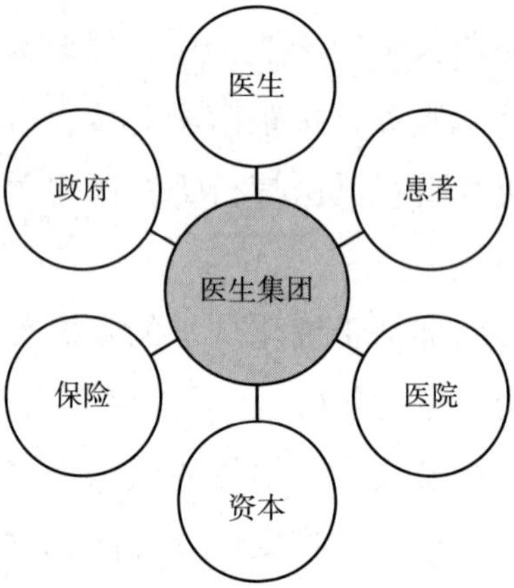

图1　医生集团与其他利益相关者的关系

2. 相关法律法规和政策规定有待完善

目前，我国对医生集团的机构性质、经营范围等方面还没有明确的法律规定。在经营范围方面，仅有深圳、湖南等部分地区在工商注册时在医生集团的主营业务中加入“提供医疗卫生人力资源管理服务；组织医务人员在合法的医疗机构开展诊疗服务（从事与医疗机构及诊疗活动、医疗器械等相关的属于法律、法规规定应当经批准的许可经营项目的，须取得许可审批文件后方可开展相关经营活动)”，部分地区医生集团主营业务中则明确注明“不得从事诊疗服务”。医生集团的经营服务范围不清晰，导致其无法以集团身份获得医疗服务经营许可证，只能通过提供“咨询”等非医疗服务项目获得收入，与提供的服务内容不相匹配，也影响了医疗服务的开展与监管。

3. 职业发展及人才培养体系仍需探索

尽管许多医生集团强调，医生的社会价值与职称的晋升不存在必然联系，但职称仍是我国现阶段医务人员职业发展和晋升的重要指标。目前，我国医生集团尚不具有申报科研课题、职称晋升的资格，继续教育和人才培养体系也尚不健全，对医生职业发展造成一定影响。

二　美国、英国医生集团发展情况

（一）医生集团的定义

美国在《斯塔克法》中对团体执业进行了明确界定。“医生集团”是医生团体执业（group practice）的机构实体，由 2 名或 2 名以上医生通过签约合作制等方式组成团队或集团，为患者提供一种或多种专科医疗服务。医生集团必须具备两个特征：第一，医生集团以提供医疗服务为主；第二，医生集团是一个实体机构，集团中医生执业收入须使用同一个收入账户。

与美国不同，英国尚无针对“医生集团”和“团体执业”的明确定义，而是更多用“合伙制”（partnership）和“团体”（group）等描述全科医生通过组建团体共同执业的现象和形式。

（二）医生集团的发展现状

1. 美国医生集团的发展现状：团体执业占所有执业模式的67.4%

美国存在个体执业、团体执业、雇佣执业等多种医生执业模式，每种形式的医生数量随时间不断变化。美国医学会 2016 年的统计结果显示[①]：美国团体执业的医生数量占所有执业模式的67.4%。在单学科医疗服务中，在2～4人规模的医生集团中进行团体执业是最为普遍的模式，占全部单学科执业人数的38.9%；而在多学科医疗服务中，在50人以上规模的医生集团中进行团体执业是最为普遍的模式，占全部多学科执业人数的38.7%。

与此同时，许多医生集团正在通过合并扩大规模，团体执业的规模呈逐渐增大的趋势。数据显示，尽管2016年仍有57.8%的医生在10人以下规模团体中执业，但在5人以下规模团体中执业的医生比例从2014年的40.9%下降至2016年的37.9%，而在50人及以上规模团体中执业的医生比例已从2012年的12.2%上升至2016年的13.8%。

2. 英国医生集团的发展现状：92%的全科医生以团体形式执业

英国的医生主要分为专科医生（consultant）和全科医生（general practitioner）。通常，专科医生主要受雇于专科或综合医院，全科医生在基层诊所执业，主要提供初级保健服务。其中，全科医生的执业形式较多，包括个人、团体、雇佣等多种执业形式[②]。在全科医生中，92%的全科医生采取团体的形式执业[③]，共同使用诊所设施提供日常诊疗服务，同时共同负责诊所的运营业务等方面工作[④]。

① American Medical Association, "Updated Data on Physician Practice Arrangements: Physician Ownership Drops Below 50 Percent", https: //www. ama - assn. org/sites/default/files/media - browser/public/health - policy/PRP - 2016 - physician - benchmark - survey. pdf.

② CQC, "Registration requirements for GP practices collaborating to provide a greater range of services (federations)", https: //www. cqc. org. uk/sites/default/files/20151104 _ GP _ federations _ registration_ advice_ revised_ 20160425. pdf.

③ Lawrence F. Wolper, *Physician Practice Management: Essential Operational and Financial Knowledge*, https: //books. google. co. jp/books? id = vmgMF1o4q04C&lpg = PP1&hl = zh - CN&pg = PP1#v = onepage&q&f = false.

④ BMA, "General practice in the UK - background briefing", https: //www. bma. org. uk/news/media - centre/press - briefing - papers.

（三）对医生集团服务内容的界定

1. 美国对医生集团服务内容的界定：以医疗服务为主

美国通过法律对医生集团的主要服务内容进行了界定。医生集团应以医疗服务为主营业务，服务内容为指定医疗服务（Designated Health Services，DHS），包括实验室检测、物理及心理治疗、放射科检测、放射疗法、上门服务、门诊处方、住院服务等 10 大类联邦医疗保险涉及的服务内容。

美国医生集团有较长时间的探索与积累，因此在发展过程中分化出了多种相关的管理服务组织（Management Service Organization）。这些管理服务组织主要为医生集团提供人力资源管理、运营管理及投资决策等非医疗服务。根据《斯塔克法》等的相关定义，这些组织可以注册为公司等实体，但由于医生集团及团体执业必须以医疗服务为主，因此提供非医疗服务的管理服务组织并非医生集团。

2. 英国对医生集团服务内容的界定：医疗和社会照护服务

在英国，团体执业的形式被视为“医疗服务提供者”（service provider）的一种，其提供的服务主要涉及 14 种英国医疗质量委员会（Care Quality Commission，CQC）规定的“受监管的服务活动”（regulated activities）[①]，包括照护、住院、用药指导、疾病诊疗、心理评估及治疗、手术、诊断检查、采供血、医疗咨询、孕产妇服务、瘦身服务、护理、计划生育等与医疗和社会照护相关的诊疗服务。所有个人、合伙人、组织在开展相关服务时均需要向医疗质量委员会注册，并接受监管。

2014 年，为进一步加强服务的整合性，英国国民医疗服务体系（national health service，NHS）指出英国部分地区已开始探索建立多

---

① CQC，“Scope of registration（March 2015）”，http：//www. cqc. org. uk/file/4525.

专科社区服务提供者（multispecialty community providers，MCPs），进一步将团体执业的团队构成和服务内容拓展至社会照护等，允许全科医生、护士、心理健康和社会关怀等人员共同作为服务提供者，合作提供更加综合、多样化的服务。[①]

（四）医生集团注册的相关法规

1. 工商注册的相关法规

美国规定，医生集团须注册为单一、合法实体机构。《斯塔克法》规定，医生集团是2名及以上医生构成的单一合法实体，是医生团体执业的机构实体。医生集团的发起人不限于医生，注册形式也十分多样，可以注册为公司、基金会、协会等多种形式。

在英国，团体执业须进行企业或个人注册。英国团体执业的形式较为多样，总体上可分为紧密型和松散型两种形式，其注册形式有所不同。

紧密型医生集团即以企业形式进行注册的团体执业实体，包括有限责任合伙关系（limited liability partnership，LLP）、有限公司（limited company）、社区利益公司（community interest companies）、社会企业公司（social enterprise company）等多种形式。[②] 企业/公司形式要求团队进行商业注册，并建立统一的账户。

松散型医生集团即医生集团以非企业形式进行团体执业，主要包括普通合伙关系（general partnership）等。非企业形式的合伙关系不作为独立的法人进行商业注册，但要求团体中所有成员以个体经营

① NHS，“Five Year Forward View”，https：//www. england. nhs. uk/wp - content/uploads/2014/10/5yfv - web. pdf.

② LMCs，“Your guide to：forming partnerships，limited liability partnerships，companies，and other business structures”，https：//www. lmc. org. uk/visageimages/guidance/2008/stfpartnershipsltdliability. pdf.

（self-employed）的形式进行个人注册。[①]

2. 经营范围的相关法规

美国规定，医生集团的医疗服务收入至少占集团总收入的75%。《斯塔克法》强调医生集团应以医疗服务为主营业务，即通过共同使用办公空间、设施、设备、人员，为患者提供医疗护理、咨询、诊断、治疗等服务。医生集团的执业范围由集团内医生的执业许可范围决定。集团内医生提供的所有病人护理服务必须是以集团名义提供的。

同时，医生集团提供的针对患者的医疗服务至少占集团工作量的75%。医生在提供医疗服务时，必须合法记录其所有医治时间与医治项目，如时间卡、预约安排或个人日志等。若医生在治疗过程中采用可替代方法，则必须明确其服务效果的可预测性、一致性、可证实性和可记录性。

在英国，各种形式的团体执业均需要诊疗服务许可。英国设有医疗质量委员会，以确保患者能获得安全、高效、高质量的医疗服务。[②] 因此，根据医疗质量委员会规定，所有提供医疗和社会照护等的个人、合伙人、企业组织等服务提供者必须在医疗质量委员会进行诊疗服务许可注册。注册内容包括提供服务的类型、每项服务的法定负责人、执业地点等。[③] 此外，个人和合伙关系中的所有成员都要提供相关的个人信息，包括工作经历、全科医生姓名及联系方式、前任

---

① LMCs, "Your guide to: forming partnerships, limited liability partnerships, companies, and other business structures", https://www.lmc.org.uk/visageimages/guidance/2008/stfpartnershipsltdliability.pdf; UK legislation, *Partnership Act 1890*, http://www.legislation.gov.uk/ukpga/Vict/53-54/39/contents.

② CQC, "Scope of registration (March 2015)", http://www.cqc.org.uk/file/4525.

③ CQC, "Scope of registration (March 2015)", http://www.cqc.org.uk/file/4525; CQC, "Registered managers", http://www.cqc.org.uk/guidance-providers/registration/apply-online/registered-managers; CQC, "What is a 'location'? Guidance for providers and inspectors", http://www.cqc.org.uk/sites/default/files/20160211_300900_v6_00_what_is_a_location_guidance.pdf.

雇主姓名及联系方式、健康声明等。[①] 对于非企业形式的合伙关系，当合伙人、执业地点、服务内容等信息发生变化时均需要向医疗质量委员会进行变更注册。[②]

在服务提供过程中，包括团体执业在内的服务提供者的服务内容及服务行为同样受到医疗质量委员会的监管，以确保这些服务符合质量和安全方面的基本原则。

（五）医生集团的资金管理机制

1. 美国医生集团必须建立统一的资金管理机制

美国规定，一方面，集团内部应制定决策机制以统筹控制集团资产与收支。集团应具有中央决策机制，对集团的资产、债务、预算、保险经费、工资等进行统一决策。同时，由集团统一处理账务、会计申报等事项。另一方面，集团所有成员医生的医疗服务收入原则上应由集团统一处理。成员医生提供服务时的款项收取应使用集团的统一账单、账号和财务报表，收到的金额也必须视为集团的收入。医生集团必须每年以书面形式证明在过去 12 个月中，所有成员医生有 75% 以上的医疗服务是通过集团提供的，这些服务账单是集团账号而非个人或其他账号，医疗服务收入也统一归属集团收入而非个人收入。

在利益分配方面，医生集团可以按照人均或者服务贡献对利润进行分配。在此过程中，现行医疗服务与操作术语（Current Procedural Terminology，CPT）编码是美国医疗保险确定支付金额以及集团内部利益分配的主要依据。医生在诊疗过程中记录所有有关服务内容与信息的编号（如为初诊患者提供 20 分钟以内的评估与管理服务，编码

① CQC，“References”，http：//www. cqc. org. uk/guidance - providers/registration/apply - online/references.

② CQC，“Scope of registration（March 2015）”，http：//www. cqc. org. uk/file/4525.

为99202）。服务结束后将所有提供的项目填写表格报送保险公司。保险公司根据医生填写的信息确定患者自付、医生劳务、设备设施使用等各部分金额，最终产生患者自付账单并支付医生集团、医疗机构相应金额，再由医生集团进行劳务分配。

美国医协会（American Medical Association，AMA）报告显示，不同于雇佣执业医生收入主要依靠固定工资，团体执业医生的收入更加依赖于个人绩效。2016年，团体执业医生收入全部由个人绩效构成的比例更高（单学科团体执业医生比例为25.2%，多学科团体执业医生比例为17.3%，医院雇员等执业模式比例均低于10%），个人绩效占比超过总收入50%的比例也更高（单学科团体执业医生比例为10.6%，多学科团体执业医生比例为11.3%，医院雇员等执业模式比例均低于5%）。[①]

同时，为防范“转卖患者”现象，《斯塔克法》规定，除了特殊规定里说明的绩效奖金和利润分成，没有一个集团执业的医生可以直接或间接地从转诊服务里获得补偿。

2. 英国医生集团的资金管理机制

英国医生集团的收入均来自医疗服务及CQC规定的社会照护服务。提供基层全科诊疗服务的团体执业诊所通过与NHS签订合同来获取资金。目前合同中绝大部分资金都是根据业务量、服务人口数量等诊所预算来进行拨款。这笔资金不仅包括为患者提供临床服务的费用，还包括诊所的所有运营费用，如租金、水电费和工作人员的工资等。总体上，诊所可以通过以下几种机制获得资金[②]：总额付费（global

① American Medical Association，“How Are Physicians Paid? A Detailed Look at the Methods Used to Compensate Physicians in Different Practice Types and Specialties”，https://www.ama-assn.org/sites/default/files/media-browser/member/health-policy/prp-how-physicians-paid.pdf.

② BMA，“GP contract-background briefing”，https://www.bma.org.uk/news/media-centre/press-briefing-papers.

sum)、质量成果框架（the quality and outcomes framework，QOF）、附加业务（additional services）、增值业务（enhanced services）、社区基础业务（community based services）、营业场所开支（premises payments）等。

在松散型即非企业形式的合伙关系中，各合伙人之间签订的协议为合伙关系协议书。各合伙人根据协议中确定的方式进行利益分配，每个参与医生仍然保持自己在法律上的独立性，依据各自的工作量获得分红等收益，并需要注意在制定分配原则时避免采取固定工资的分配方式。而在紧密型医生集团中，医生集团作为独立的法人，须以组织名义设立独立的资金账户，收益和纳税等项目由组织账户统一收取、结算、缴纳，之后进行利益分配。[①] 企业形式中的全科医生主要包括雇佣医生和合伙人两种，合伙人可获得组织的分红，而雇佣医生的收入多为固定工资，并由雇主进行相应的绩效分配。

三 我国医生集团的启示及相关建议

（一）美、英、中三国医生集团发展情况比较

我国医生集团发展时间短，发展路径尚不明确，在医生集团的注册形式、集团性质、服务范围、服务收入来源等方面并没有相应的法律法规，与美国、英国医生集团存在较大差异（见表6）。总体上，我国医生集团在机构性质、服务内容、运营模式、监管机制等方面尚不完善，需要积极完善立法及相关行政法规。

① LMCs，“Your guide to：forming partnerships，limited liability partnerships，companies，and other business structures”，https：//www.lmc.org.uk/visageimages/guidance/2008/stfpartnershipsltdliability.pdf.

表6 美、英、中三国医生集团现状对比

		美国	英国	中国
医生执业模式	具体执业模式	个体执业、团体执业、雇佣执业等	专科医生以雇佣执业为主,全科医生有个人、团体、雇佣等多种执业形式,以团体执业为主	主要为体制内雇佣执业
	医生与医院的关系	医生是社会人,与医院、医生集团等为合作关系	专科医生以雇佣关系为主,全科医生与诊所为合作关系	医生为单位人,与医院为雇佣关系
	各执业模式间关系	较为独立,加入团体执业后须保证至少75%的医疗服务经过集团提供	较为独立	非排他性,存在体制内外同时执业现象;尚无明确规定要求团体执业医生通过集团提供服务的比例
关于医生集团的现状与规范	注册形式	单一的合法实体,如公司、基金会、非营利组织、专业实习计划,或协会等	紧密型:注册为企业形式 松散型:每个成员医生进行个体经营注册	多为投资管理公司、医疗科技公司、非法人联盟等;尚无相关法规
	机构性质	营利与非营利并存	非营利性为主	营利性,尚无相关规定
	服务内容	医疗服务应占75%以上	医疗服务及CQC规定的社会照护服务	尚无相关规定
	执业范围	集团内医生的执业许可范围	提供服务的类型、每项服务的法定负责人、执业地点等均需注册	尚无相关规定
	资金管理	集团统一管理、分配	紧密型:统一管理 松散型:NHS向每位成员医生分别付款	尚无相关规定
	总利润来源	主要为医保资金	NHS	尚无相关规定

续表

		美国	英国	中国
关于医生集团的现状与规范	利益分配	多以 CPT codes 等标准进行分配	紧密型:统一管理 松散型:NHS 向每位成员医生分别付款	尚无相关规定
	与其他机构合作模式	明确区分以提供医疗服务为主的医生集团,和以提供管理服务为主的 MSO 等组织	成员医生共同使用诊所设施提供日常诊疗服务,同时共同负责诊所运营业务等方面工作	兼具医疗服务与医生经纪人公司等形式,尚无明确区分,法律法规也没有明确规定

资料来源：国家卫生健康委卫生发展研究中心。

（二）相关建议

1. 将医生集团定位为主要提供医疗服务的“公司团体”或“实体机构”

目前，我国提供诊疗服务的机构组织均纳入“医疗机构”的范畴。但医生集团的注册地点往往为商务办公区域，不具备必要的诊疗条件和院感控制措施等，且应防止医生集团在公司注册地点大量购置检验、检查、诊疗设备等。因此，我国可将轻资产运行的医生集团定位为主要提供医疗服务的“公司团体”或“实体机构”。在卫生健康委等相关部门对医生集团从事诊疗服务的经营范围进行必要的审查后，将“在合法的医疗机构开展诊疗服务”的内容纳入符合条件的医生集团的经营范围，并颁发相应许可文件。

2. 防范体制内外同时执业中的“转移病人”现象

医生集团内医生在体制内外多点执业时，民营医院与公立医院巨大的收入差距可能导致医生将病人从公立医院转诊至医生集团的签约机构以增加其劳务收入或赚取转诊费。因此，在多点执业背景下，

“合理分流病人”和“无效分流病人”“转移病人”行为的区别、界定和监管需要引起有关部门的高度重视，并研究、制定相应政策进行防范。

3. 加快制定有利于多点执业、自由执业医生职称评审、申请科研项目等的相关政策

研究制定相应政策，为多点执业、个体执业、团体执业医生在职称评审、国家级科研项目申请、继续教育学习资格获取等方面提供同等机会，完善不同执业模式医生的职业发展规划。

参考文献

[1] American Medical Association,“Updated Data on Physician Practice Arrangements: Physician Ownership Drops Below 50 Percent”, https://www.ama-assn.org/sites/default/files/media-browser/public/health-policy/PRP-2016-physician-benchmark-survey.pdf.

[2] CQC,“Registration requirements for GP practices collaborating to provide a greater range of services (federations)”, https://www.cqc.org.uk/sites/default/files/20151104_GP_federations_registration_advice_revised_20160425.pdf.

[3] Lawrence F. Wolper, *Physician Practice Management: Essential Operational and financial knowledge*, https://books.google.co.jp/books?id=vmgMF1o4q04C&lpg=PP1&hl=zh-CN&pg=PP1#v=onepage&q&f=false.

[4] BMA,“General practice in the UK - background briefing”, https://www.bma.org.uk/news/media-centre/press-briefing-papers.

[5] CQC,“Scope of registration (March 2015)”, http://www.cqc.org.uk/file/4525.

[6] NHS,“Five Year Forward View”, https://www.england.nhs.uk/wp-content/uploads/2014/10/5yfv-web.pdf.

[7] LMCs,“Your guide to: forming partnerships, limited liability

partnerships, companies, and other business structures", https: //www. lmc. org. uk/ visageimages/ guidance/2008/ stfpartnershipsltdliability. pdf.

[8] UK legislation, *Partnership Act1890* , http: //www. legislation. gov. uk/ ukpga/ Vict/53 - 54/39/ contents.

[9] CQC, "Registered managers", http: //www. cqc. org. uk/ guidance-providers/ registration/ apply - online/ registered - managers.

[10] CQC, "What is a 'location'? Guidance for providers and inspectors", http: //www. cqc. org. uk/ sites/ default/ files/ 20160211_ 300900_ v6_ 00_ what_ is_ a_ location_ guidance. pdf.

[11] CQC, " References ", http: //www. cqc. org. uk/ guidance - providers/ registration/ apply - online/ references.

[12] American Medical Association, " How Are Physicians Paid? A Detailed Look at the Methods Used to Compensate Physicians in Different Practice Types and Specialties", https: //www. ama - assn. org/ sites/ default/ files/ media - browser/ member/ health - policy/ prp - how - physicians - paid. pdf.

[13] BMA, "GP contract - background briefing", https: //www. bma. org. uk/ news/ media - centre/ press - briefing - papers.

B.4

我国国际远程会诊服务发展的现状、问题及对策

孙昊明　游　茂*

摘　要： 随着市场需求的发展和政策环境的推动，近年来，国际远程会诊服务在我国受到了医疗服务机构和患者的广泛关注。本报告通过分析国际远程会诊服务在我国快速发展的主要原因和发展现状，结合调研情况，总结国际远程会诊现阶段的主要服务模式和实践路径，发现当前我国国际远程会诊服务仍面临标准规范不清晰、制度不健全、评估难度大等主要问题。针对上述问题，建议进一步明确国际远程会诊服务概念和准入标准、完善相关法律法规和监管机制、建立相应的评估体系、完善收费和补偿机制，以推动我国国际远程会诊服务的有序发展。

关键词： 国际远程会诊　海外医疗　问题调研

在医疗资源全球化进程加快、国民收入水平与消费理念日渐成熟、远程医疗技术逐渐完善、政府对“互联网+”健康医疗服务扶植力度逐渐加大等多重因素的作用下，近年来，国际远程会诊服务在

* 孙昊明、游茂，国家卫生健康委卫生发展研究中心。

我国呈现出快速发展的趋势，并逐渐成为国内一部分罕见病、重症疾病患者寻求海外医疗资源的最新途径。

目前国际远程会诊服务在我国虽然还处在市场探索的阶段，但已经呈现出发展速度快、参与机构多、服务案例逐年攀升的趋势。针对跨境开展远程医疗、远程会诊服务的研究相对较为缺乏。本报告着重探讨了国际远程会诊服务在我国产生的原因及其与传统海外就医服务的区别和优势；根据国际远程会诊服务的定义，结合调研结果归纳了目前国内市场上主要的服务模式；分析推动国际远程会诊服务在我国发展的意义；通过对调研结果的分析，总结现阶段国际远程会诊服务存在的问题及未来在我国发展中面临的挑战，并针对问题提出相应的政策建议。

一　国际远程会诊产生的背景

（一）我国居民对海外医疗资源的需求

近年来，全球医疗健康旅游热度飙升，在美国、英国、德国、新加坡、日本等医疗技术发达国家的医疗机构，出现了越来越多的中国面孔。根据相关统计，目前市场上提供海外健康旅游和医疗服务产品的机构已发展到近千家[①]，并各自有其市场服务优势领域。这正是我国居民对海外高质量医疗资源的需求导致的。

1. 城镇化发展推动消费理念转型

我国经济水平稳步提高，伴随着市场化进程，具备学历高、规模小、压力大以及收入高等特点的城镇化家庭逐渐增多。与此同时，可

① 《2018 年中国海外医疗行业调查：消费者更青睐的服务提供商》，https：//www. sohu. com/a/229377436_ 644267。

自由支配的个人开支的持续增加也使消费者的生活方式朝更高质量的方向转变[①]。消费者在各方面都开始追求高品质、安全以及可靠的产品，而不再将价格作为决定选择的主要因素。在医疗保健服务方面，结合自身经济实力与身体状况选择更加个人化的医疗保健服务，以达到最优的服务效果也逐渐成为趋势。

2. 疾病谱变化推动海外医疗服务发展

全球化背景下城镇化加速发展的另一个重要影响是我国疾病谱产生了新的变化。在人口老龄化、环境污染、慢性病蔓延以及不规律的生活习惯、缺乏合理锻炼等多重原因的作用下，癌症患者数量持续上升。由于中国人口基数大，中国患癌症人口的攀升直接加剧了全球癌症负担。

与癌症人口攀升相对应的是，中国癌症患者的存活率与发达国家之间还存在差距[②]。这一方面是由于国内新兴诊疗手段并未全面铺开，一些已经在欧美国家临床普及使用的药品、设备和治疗技术还没有在国内批准上市或被广泛使用；另一方面是由于我国人口基数大，即使发病率很低的疾病，在国内都有数量可观的患者群体以及相应的就医需求[③]。而国内优质医疗资源集中，患者数量与医疗机构和医生数量的不对称、不平衡导致了国内“看病难，看病贵”等一系列问题。

以上原因直接导致了经济条件允许又有实际治疗需求的国内癌症患者选择赴美国等发达国家寻求治疗；同时，也为海外医疗机构及其国际办事处、跨境医疗服务机构和互联网平台提供了新的发展机遇和挑战。

---

① 《尼尔森：深刻认识中国经济发展新常态，揭示中国消费五大趋势》，http://www.spgykj.com/newsshow.php? id = 11531。

② CONORD，“Cancer survival in five continents: a worldwide population - based study”，*The Lancet Oncology*，Volume 9，Issue 8，2008，pp. 730 - 756.

③ 《远程医疗大爆发，这三家公司值得关注》，http://www.sohu.com/a/232747418_649045。

（二）国际远程会诊服务在我国发展的政策环境

远程会诊，就是利用无线设备、电子邮件、双向视频、互联网等现代化通信工具，为患者完成病历分析、病情诊断，进一步确定治疗方案的治疗方式。远程会诊是极其方便、诊断极其可靠的新型就诊方式，它与邮购的紧密配合，有力地带动了传统治疗方式的改革和进步，为医疗走向区域扩大化、服务国际化提供了坚实的基础和有利的条件，也为规范医疗市场、评价医疗质量、完善医疗服务体系、交流医疗服务经验提供了新的准则和工具。

在危急重症治疗方面，远程会诊的优势尤为突出，它一方面避免了由诊断、治疗不及时或不准确导致的抢救或治疗失误；另一方面切实减轻了患者由于疾病带来的身心压力和精神负担，有助于提高危急重症患者生存质量。

为推动远程医疗服务在我国的发展，原卫生部、原国家卫生计生委、国家卫生健康委先后牵头制定了相关文件及管理规范。自 2012 年起，相继印发了《卫生部办公厅关于印发〈远程医疗管理规范（试行）〉的通知》、《国家卫生计生委关于推进医疗机构远程医疗服务的意见》（国卫医发〔2014〕51 号）、《国家卫生计生委办公厅关于印发远程医疗信息系统建设技术指南的通知》（国卫办规划发〔2014〕69 号）等文件。

2016 年，习近平总书记在全国卫生与健康大会上进一步明确了新的健康与卫生工作方针，为以人民健康为中心的理念落实奠定了基础，特别是提出了“没有全民健康，就没有全民小康”的重要论断，并指出：完善健康医疗服务体系，推进健康医疗大数据应用。李克强总理在全国卫生与健康大会上明确要求，发展智慧健康产业“是我国经济社会发展的需要，也是抓住财富制高点的重大历史机遇”。《国务院办公厅关于促进和规范健康医疗大数据应用发展的指导意见》（国办发〔2016〕47 号）明确了国家层面关于远程医疗服务在我国发展的具体实施方案。

党中央、国务院多次强调我国实施大数据战略的重要性和必然性。习近平总书记指出，要推进“互联网 + 医疗”等，让百姓少跑腿、数据多跑路，不断提升公共服务均等化、普惠化、便捷化水平。李克强总理强调，要加快医联体建设，发展“互联网 + 医疗”，让群众在家门口也能享受优质医疗服务。随着“互联网 + 医疗健康”服务新模式、新业态不断涌现、蓬勃发展，健康医疗大数据加快推广应用，为方便群众看病就医、提升医疗服务质量和效率、增强经济发展新动能发挥了重要作用，但也遇到一些新情况，需要及时加以规范引导。

2018 年，《国务院办公厅关于促进“互联网 + 医疗健康”发展的意见》（国办发〔2018〕26 号）通过健全和完善“互联网 + 医疗健康”的服务和支撑体系，更加精准对接和满足群众多层次、多样化、个性化的健康需求。以“智慧”方式化解“看病烦”与“就医繁”，将优质医疗资源和优秀医生智力资源跨时空均衡配置，并实现新时代大健康管理模式。《互联网诊疗管理办法（试行）》、《互联网医院管理办法（试行）》和《远程医疗管理规范（试行）》三个管理规范的同步印发进一步明确了“互联网 + 医疗”的服务内容、服务范围及监管责任，对规范互联网诊疗行为、发挥远程医疗服务的积极效果起到了推动作用。

二　国际远程会诊服务的定义与分类

（一）国际远程会诊服务的定义

目前开展国际远程会诊服务的医疗及服务机构对于国际远程会诊的界定较为统一，即当患者个人在罹患重大疾病或遭受意外伤害并已经获得诊断（也就是第一医学意见）的基础上，由于病情复杂无法确诊，或治疗效果不佳时，通过远程会诊的手段将患病情况提交给国际知名专家，以寻求诊疗建议的一种服务方式。由于与发达国家在药物研发、使用及诊疗技术上的差距，一些在国内治疗条件和诊疗手段较为有限的疾病通过国际远程会诊由国际专家提供第二诊疗意见（Second Opinion）而取得了有进展的治疗效果①。

目前寻求国际远程会诊服务的患者主要集中在重症、疑难病及罕见病患者中。这一类患者主要存在以下几种情况：一是疾病复杂，国内医院无法提出确切的诊疗方案，导致患者难以做出决定；二是在国内多家医院获取了多个诊断或治疗方案，需要听取国际专家意见选取最适合患者本人的方案；三是对于目前接受的治疗方案及效果不满意，需要寻求国际先进的治疗技术和已经在国外上市获批使用的药物；四是罹患在国内外均没有标准治疗方案的罕见疾病，需要通过中外专家会诊了解最新的临床试验；五是已经具有赴海外就医的基本意向，需要对海外的医疗服务模式有更为直观的了解。

（二）国际远程会诊的服务流程

国际远程会诊按照会诊内容分类，可以分为文字会诊和视频会诊；按照提供材料分类，可以分为病理会诊、影像会诊和综合会诊；按照参与医生分类，可以分为单学科会诊、多学科会诊和双医院会诊。目前已有百余家国内海外医疗、高端医疗服务机构及海外医疗机构的国际部涉猎国际远程会诊服务领域。

根据患者提出的服务要求，国际远程会诊服务机构首先会协助患者进行关于病情的综合分析与评估，随后由专业的工作团队对患者的

① 裘炯华：《“医学第二建议”接轨海外医疗》，《医药经济时报》2015 年 7 月 20 日，第 12 版。

病历、病理报告及与病情相关的各类资料进行整理汇总和翻译，并结合患者需求在合作的海外医疗机构中筛选知名专家，在医患双方均达成意愿后，将患者的各类病情资料通过在线系统上传并提供给外方专家。外方专家通过对文本内容的梳理分析患者的病情，并与国内患者的治疗团队在预约时间内对病情进行讨论，最后提出针对患者的诊疗建议供患者及其医疗团队参考。

（三）国际远程会诊服务的模式分类

除了在服务流程上的共性，现有的国际远程会诊服务的服务对象、服务目的不同，可以根据机构类型和服务内容进行以下归纳。

1. 按机构类型分类

在开展国际远程会诊服务的机构中，一部分机构依托自身的高端医疗集团及实体医院开展有针对性的患者服务；一部分作为中介式服务机构，与国内外医疗机构签订合作协议，结合患者的诊疗需求进行匹配服务。

一是有实体医院基础的机构。此类服务模式主要集中在高端医疗服务机构、私立医院的重症/癌症诊疗中心。其在向本院患者提供放/化疗、私人医疗咨询服务的同时，结合患者病情及个人诉求开展国际远程会诊服务。这类机构凭借实体医院高端的医疗服务模式、资源及其与国内外知名专家的签约合作，已经具备了稳定的行业知名度和影响力，并发展了相对稳定的服务对象。成熟的医疗集团运营模式决定了这类机构已经具备并使用较为成熟的在线服务系统，而其高端医疗服务的定位以及医疗人员团队国际化的职业经历与学术背景进一步保证了国际远程会诊服务各环节的专业性、可及性，以及视频过程中沟通的准确性。

利用国际远程会诊的平台，医疗集团内部实体医院的医生也获得了与国际一流专家交流、学习的机会，同步提高自身的业务能力与水平。国际远程会诊服务机构也通过实体医院之间的合作互通更全面地了解海外医生的业务能力和水平。在实体医院基础上开展的国际远程会诊服务，通常作为实体医院“以患者为中心”服务宗旨的亮点，既满足了患者在本院内获取国际诊疗方案的诉求，又丰富了医疗机构的服务模式，进一步提升了其商业竞争力。

二是中介性服务机构。这类机构作为媒介为患者接受国际远程会诊服务提供渠道、医生资源及协助开展各个环节的辅助工作。其本身并不具备提供诊断治疗的条件，但已与以美国为主的发达国家知名医疗机构建立了长期的合作关系，并具备业务能力和专业水平达标的服务团队，帮助患者完成前期评估、材料翻译、会诊预约、跟踪服务等国际远程会诊的整体流程。但在实际的流程操作中，根据自身商业目的和服务定位的不同，服务机构的性质和服务内容也存在很大差异。

2. 按服务内容分

对于以提供海外转诊为主要目的的服务机构，国际远程会诊服务向患者提供的第二诊疗意见是国外专家根据患者的病案信息进行的经验性分析，不具备法律效力，作为辅助资料为患者国内的主治医生提供专业建议。这类服务机构通过远程会诊的方式向患者展示国际上更为先进的医疗服务模式，为患者提供更全面的海外就医及转诊选择。

为国内患者寻求国际先进诊疗方案的服务机构，会积极探索制定更为完善的服务流程，激励参与会诊医务人员的积极性，获取更为优质的医疗资源等，以提高自身市场竞争力。为优化服务质量、提升服务效率，此类服务机构会投入更多精力用于会诊平台的建设，满足上传并随时查阅个人电子病历、在线分析患者疾病影像及病理切片、实时追踪医生诊断进程、翻译协助国际专家进行视频问诊等各服务环节的功能需求，确保患者、医生多方的使用体验。为患者提供个人化、定制式的追踪服务，在会诊结束后提供涉及整个治疗期间用药、放化疗、手术等详细内容的诊疗建议；并在会诊后的3～6个月进行复诊及回访，根据患者的临床表现调整治疗方案。这类服务机构以在线平台的方式对医疗技术和资源进行了有效的整合，满足了多国用户在线享受全链条医疗服务的需求，因此带有“国际虚拟医院”（Global Virtual Hospital）的属性。

三 发展国际远程会诊服务的意义

目前在医疗大健康行业范围内，远程医疗是增长最快的领域之一，全球各级医疗机构都在进行基础设施建设，各类远程医疗运营商和技术服务商彼此兼容并提供综合解决方案，以期更有效地提供远程医疗服务技术平台。在国际范围内开展以远程会诊服务为代表的远程医疗，进行医疗技术和医学理念的国际传播，不仅能更好地服务我国患者，更是全球医疗行业未来发展的必然趋势。

（一）国际远程会诊是全球远程会诊机构的发展方向

由于技术发展相对完善，可操作性强，在中东、印度、中国等国家和地区，高端医疗需求大，市场发展前景好。医疗技术先进的发达国家已经开始逐步拓展国际远程会诊服务的市场。通过远程会诊技术，为持续快速增长的海外市场患者提供专业知识与支持，在医学咨询、第二诊疗意见、放射学和病理学等适于开展远程操作的领域进行服务，专家通过远程支持查看数字图像和诊断信息，并提供建议，以此扩展国际市场，这已成为发达国家主要发展策略。

全球范围内老龄化加速、慢性疾病患病率上升以及紧急医疗事故对医疗资源的需求整合等因素都在推动国际远程会诊市场的迅猛增长。据统计，2016年远程医疗市场价值为205亿4000万美元，按照现有的发展速度，在2024年以前，全球范围内国际远程会诊市场预计将获得 14.8% 的年增长率。预计到 2024 年底，远程医疗市场价值预计将增加 619 亿 9000 万美元①。

而不同国家和地区远程医疗服务市场的发展也呈现不同趋势，结合地理因素对 2018 年的全球远程医疗服务市场进行分析可以看到，患者个人意识中对精细化医疗服务需求的逐渐提升将使北美洲在全球远程会诊市场的预测中占据较大的市场份额；医疗成本上升和慢性病患病率上升等因素将推动欧洲国际远程会诊市场的增长；而由于人口持续增长、医疗保健服务逐步改善等因素，亚太地区则有望创下全球远程会诊市场增长最快的纪录②。由此可见，无论发达国家，还是发展中国家，对国际远程会诊服务的参与度都呈现升高的趋势。

（二）国际远程会诊突破了传统海外医疗的服务局限

1. 海外医疗转诊服务的局限性

在我国，海外医疗较长时间内不会出现爆发性的数量增长，其主要原因包括以下几个方面。

一是海外就医的成本较高。除了患者本身的治疗费用，海外就医的经济支出还包括家属陪同成本、异地生活成本费用、签证及交通费用等。

二是境外多个因素导致就医的可操作性低。需要求助海外医疗资源的多为疑难病症和重症患者，在患者自身情况不乐观的前提下接受长途飞行本身就存在一定风险。而且在病情极为严重的情况下，通过

① "Global Telemedicine Market Analysis & Opportunity Outlook 2024", https://www.researchnester.com/reports/global-telemedicine-market-analysis-opportunity-outlook-2024/84.

② Orbis Research, "Telemedicine, Connected Health, and Mobile Healthcare Market Trends and Future Outlook to 2016-2021", http://www.abnewswire.com/pressreleases/telemedicine-connected-health-and-mobile-healthcare-market-trends-and-future-outlook-to-20162021_71497.html.

海外医疗机构逆转病情的概率较低，而患者对异国环境的适应能力有限，文化、气候、生活等原因还可能干扰到患者的治疗和心理状况。海外医疗对于大部分人来说操作上会有难度。

三是境外医疗机构接受患者的数量受限。能满足患者治疗需要、与国内跨境服务机构合作的国际顶级医院，在全球范围内都是患者竞相争取的医疗资源，医院规模、医生数量在一定程度上限制了机构接受更多海外患者的意愿。

四是服务机构的患者来源受限。国内大部分重症患者都在医院渠道里，而由于缺乏有效的合作和交流机制，国内的医疗机构在推荐患者到海外就医方面缺乏主动性。

五是跟踪服务不到位。患者赴海外接受治疗通常是一次性服务行为，而手术、治疗后的追踪与持续治疗无法得到有效保障，但这些都是患者治疗和恢复过程中的关键。此外，患者在回国后有任何问题，很难向执行手术的国外机构进行有效咨询。

六是缺乏有效的患者权益保护。境外消费是一种以消费者自愿流动为前提的贸易形式①，一般不是政府监管的重点。我国目前尚无专门针对医疗服务部门的相关重要法规。消费者在国外往往处于语言不通、孤立无援的弱势地位，治疗期间患者权益无法得到有效维护。

2. 国际远程会诊服务的便捷性

相较于海外就医、转诊服务需要的人力和经济成本，以及办理签证等手续较长的时间周期，国际远程会诊服务可以在较短时间，通过较少的费用支出，获得专业、国际化的诊疗意见。目前中国在癌症、罕见病治疗上的局限，很大一部分原因是国外先进的治疗方案及相关技术、药物没有获取国内的准入资质。对于患者来说，通过国际远程

① 林吉双：《国际服务贸易的现状及未来发展趋势》，《世界知识》2017年第16期，第18～20页。

会诊获取第二诊疗意见，一方面可以更全面地了解自己的疾病以及国际主流的治疗方式，从而更有信心地参与到治疗过程中；另一方面有效提高了获取治疗方案的效率，节省了办理出国/境各类手续的时间和费用，避免了经济、精力等方面的消耗。对于国内医务工作者而言，通过与国际一流专家进行直接交流，可以进一步开拓个人的业务视野和工作思路。

（三）国际远程会诊为我国医院的国际交流提供了新的机遇

目前国际远程会诊服务的对象集中在心脏病学、皮肤科、神经病学、骨科、紧急护理、妇科等学科的患者群体①。除了为中国患者提供更加高品质、个人化的医疗服务，满足日渐扩大的市场需求之外，在技术条件、人才资源满足的前提下，大力发展国际远程会诊服务，有助于推动中国医疗服务品牌在国际市场上的影响力提升，从而实现中国医疗技术、医疗文化的对外传播和推广，增强国民对我国医疗服务的自信心。使用国际远程技术，不仅可以更高效、便捷地为发展中国家、“一带一路”沿线国家患者提供服务，向其输送先进的医疗技术，开展对外医疗援助活动，更可以为中、外双方医生创造更多交流、合作、培训的机会，在引进先进技术的同时，推动中国医疗卫生服务走出国门。

1. 在对外援助方面

通过国际远程会诊对“一带一路”沿线国家开展技术帮扶，充分彰显中国医疗界履行国际人道主义义务的时代使命，并对中国向南南国家等的医疗援助提出了可借鉴的路线与形式。云南省内医院通过远程中心提供的技术支持，与缅甸、老挝等国家以汉语言为主要交流

① “Global Telemedicine Market Analysis & Opportunity Outlook 2024”，https://www.researchnester.com/reports/global - telemedicine - market - analysis - opportunity - outlook - 2024/84.

语言的边境地区开展一对一帮扶。会诊内容以我国专家提供治疗意见、指导救治方案、建议转诊进一步检查等为主，不涉及明确的诊断方案及治疗处方的开具，会诊时长约20~30分钟。除了基本的医疗援助作用之外，外方医院通常会组织本院医生、医学院学生对会诊过程进行全程观摩及学习。远程会诊系统的使用有效地提高了缅甸、老挝当地一线医务工作者的救治水平和效率，并进一步应用到当地突发事件的医疗救援及应急工作中。国际远程会诊系统在提高当地居民的生命及生存质量方面发挥了切实作用，受到卫生部门负责人及医学进修生的称赞。

2. 在国际影响力方面

国际远程会诊为中国先进医疗技术、传统中医药文化的对外输出提供了新的渠道。例如，2013年在海南省开设博鳌乐城国际医疗旅游先行区，推出被业界称为“国九条”的优惠政策，打造世界级医疗服务产业群。在政策的大力支持下，尚未在国内上市的国际新药、新设备、新疫苗可以在博鳌乐城先行落地使用；境外医师通过简单的手续即可实现区域内执业。利用试点区域的技术、设备、药物及人才优势，不仅可以更大范围地服务中国患者人群，留住有境外就医意向的患者，而且可以通过国际远程会诊的服务模式对印度、东南亚地区国家的患者产生吸引力，以国际化的医疗服务水平服务全球患者。

再如，中国中医科学院广安门医院国际部作为试点单位，已完成对外国复诊患者的远程咨询、国外医疗机构向我方发起远程会诊、我方向国外医疗机构发起远程会诊、双方互转患者四种跨境医疗模式的运行，实施跨境病例10人次，有效地扩大了内分泌科、心血管科、消化科、肿瘤科等重点科室的海外影响；并计划进一步面向海外市场提供中医药的远程医疗、远程咨询、第二诊疗意见、跨境处方等服务，与亚洲、非洲等地区的多个国家建立合作关系。

四　我国现阶段国际远程会诊服务发展存在的主要问题

国际远程会诊服务的发展存在医疗卫生服务和健康产业两种属性，需要医疗卫生政府部门和市场部门同时对其进行监管和扶持，以推动其良性发展①。现阶段国际远程会诊服务的信息统计及案例数据仅由提供服务的有关机构自身掌握，国内整体市场的潜在需求和发展路径缺乏直观的数据支持，而关于如何在满足市场需求的前提下保障患者、医生、医疗机构以及整个医疗服务行业的有序运转，也存在以下几个方面的问题。

（一）缺乏国际远程会诊服务的相关法律法规

现阶段我国发布了有关互联网诊疗、互联网医院及远程医疗服务的管理办法。但目前对涉及跨境远程会诊服务的管理办法及权责认定尚不明确，缺乏针对国际远程会诊的法律法规以规范和约束远程服务中的不规范行为。在国际远程会诊中，申请会诊方、接受会诊方、国际远程会诊服务机构以及患者的责任认定与责任承担不明晰，法律关系与法律责任尚不明确，国际远程会诊中医疗纠纷发生后缺乏明确的裁定标准。

（二）缺乏国际远程会诊服务的标准化体系

由于国际远程会诊服务的标准化体系尚未建立，服务机构资质的获取与审定、服务所包含项目、实施流程、执业规则、参与人员、硬

---

① 廖生武、刘天峰、赵云、吴志华：《欧美发达国家远程医疗服务模式对我国的启示》，《中国卫生事业管理》2015 年第 10 期，第 730 ~ 732 页。

件配备等没有统一标准，导致患者在选择服务时没有合理的参考标准。

1. 医疗信息不能共享。面对患者需求，为增强市场竞争力，国内外医疗机构、国际远程服务机构对软件及服务平台进行重复性开发，由于系统兼容性差异、信息传输的通道不同、应用软硬件不一致等原因，医疗信息不能有效共享。一些有明确指标要求、直接影响诊断结果的信息，如影像资料、病理切片扫描等不能保证完整、快速地传达。因此，为了加强远程医疗网络系统管理，实现互联互通互享，国际远程医疗设备技术评估标准化问题亟须解决。

2. 收费标准不统一。由于与传统医疗服务存在差异，国际远程会诊服务在收费标准上也存在差异。现阶段在国家层面还没有明确的统一收费标准和完善的补偿机制，而主要由开展国际远程会诊服务的医疗机构或国际远程服务机构自主定价，缺乏较为合理的定价依据，服务价格调整缺乏参考系，导致用户对远程医疗的收费存在疑虑，不利于国际远程会诊的普及和发展。

（三）缺乏完善的国际远程会诊监管制度

目前国际远程会诊服务处在起步阶段，但由于在制度层面没有对服务进行管理和约束的依据，服务发起方、接受方，医疗机构和医务人员的服务行为无法得到有效规范，服务缺乏合理的监督。对国际远程医疗服务机构、国际远程会诊服务平台开发企业的资质审查、执业规则及监督管理没有相应的标准和规范，在国际远程会诊服务市场受到广泛关注并不断扩张的现阶段，容易导致恶意竞争，引发行业混乱。

（四）缺乏患者信息资料的安全保护机制

国际远程会诊依靠远程通信、计算机及网络技术在云端进行信息存储和传递，数据信息的安全是保护患者个人信息及隐私的基础[①]，一旦发生因患者资料不全或采集失误、信息传输故障或遗漏等造成的专家误诊或漏诊，计算机网络感染病毒或遭到“黑客”攻击导致的患者病情和隐私泄露，责任具体由哪一方承担，或多方承担时各自承担的比例，都没有明确的法律规定。

为了进一步提高服务效率，国际远程会诊系统需与医院信息系统（HIS）、医学影像存档与通信系统（PACS）、放射信息管理系统（LIS）整合。但现阶段在电子环境下实现跨医院、平台的系统整合，跨国家与地域的互联互通，极易出现病历资料被篡改、患者信息被泄露等恶性事故。完善监管以保证患者资料的完整性、安全性是国际远程会诊服务制度保障中需要认真研究的问题。

（五）缺乏完善的医疗机构参与方激励机制

作为国际远程会诊服务重要的参与主体之一，提供会诊咨询的专家的参与程度和投入程度影响着国际远程会诊的发展和质量的提高。对于我国医务工作者而言，需要更多地在非工作时间配合国外医生开展会诊咨询，增加了个人工作负担。但目前对国内医生参与国际会诊的激励机制没有建立，在一定程度上影响了国内医务工作者推广、参与的积极性。同时，与海外医疗机构在制度、保险等层面保护医务工作者的权益相比，国内医疗机构对参与会诊的医生缺乏有效的权益保障机制，对医疗纠纷的预判和防范不够全面和完善。

（六）缺乏对国际远程会诊服务有效的推广途径

目前，国际远程会诊服务的推广率不高，其原因有三个：一是从

---

① 时占祥：《2018 年国际远程医疗的最新趋势是什么（一）?》，http：//www. sohu. com/a/247445222_ 387205。

医生和医疗机构角度，由于我国优质医疗资源集中，医生工作繁忙、工作强度较大，了解和参与国际远程会诊的主动性不高。二是从患者角度，由于对国际远程会诊的流程、服务特性不熟悉，加之受语言、费用因素的限制，患者虽然有国际会诊的需求，但是没有很好的接受会诊的途径。三是对国际远程医疗服务机构来说，由于国内缺少对服务机构的明确定义及相关准入要求，合作机制在服务机构与医疗机构间自行建立，导致医生、患者对服务机构的信赖度受到一定影响。

（七）缺乏参与服务全程的专业人才

国际远程会诊服务对参与医生的医学外语水平等专业技能要求较高，但是目前，我国除了少数第三方服务机构培养了一部分专职人才外，医疗机构内远程专职队伍建设尚未开展，医疗信息化人才队伍建设薄弱。没有专业人才的支撑，服务流程就不能实现合理优化，远程会诊服务就不能在国际层面充分发挥作用，患者问题也不能得到切实的解决。

（八）缺乏完善的国际远程会诊评估体系

目前，我国国际远程会诊服务市场快速发展，但由于服务质量和管理标准不明确，与之相应的服务评估体系尚未搭建。对于国际远程会诊服务平台的安全性、有效性、服务效率及服务效益等，缺少专业的研究和评估，从而无法对推广国际远程会诊服务提供有力的依据，并配合市场需求衡量国际远程会诊服务的质量。

五　国际远程会诊服务在我国良性发展的对策与建议

目前国际远程会诊服务在我国的发展还处在摸索阶段。将国际远程会诊服务的年度开展情况纳入医疗卫生服务总调查，从服务机构及服务提供方获取详尽的数据资料并纳入卫生统计，了解市场的发展趋势和整体需求，有助于对国际远程会诊服务进行更为清晰的市场及行业定位，同时政府部门和市场部门也可以进行有针对性的监管。国际远程会诊为医疗服务提供体系下的一种服务模式，应完善与其服务内容、管理机制、信息安全、技术与收费标准有关的法律法规，使其良性发展，并为我国“互联网 + 医疗健康”的发展做出应有的贡献。

（一）明确国际远程会诊的定义

国际远程会诊是一个动态发展的概念。随着“互联网 + 医疗健康”的发展，需要确定国际远程会诊的服务内容，界定其服务范围，明确哪种疾病通过国际远程会诊可以达到更好的治疗效果，哪些疾病不宜采取国际远程会诊。

（二）完善国际远程会诊的法律法规

完善适合我国国情的国际远程会诊服务法律法规，研究制定医疗健康数据的使用权开放、流通交易和责权保护等方面的法律法规，明确国际远程会诊中各方的权责，为处理医疗纠纷提供法律依据，避免医疗事故发生后产生的纠纷、推诿现象，切实保护国际远程会诊供需双方的利益。

（三）健全国际远程会诊的监管制度

1. 完善资格准入制度

进一步加强国际远程会诊服务监督工作。在现有的远程会诊资格准入与审核制度上，细化实施细则，明确国际远程会诊申请方和提供方的准入资格、执业规范。严格把控医疗机构、国际远程服务机构和从业人员的资格审核制度，建立行业门槛标准，拒绝非法、无资质或缺少手续的医疗机构和国际远程会诊服务机构进入。对获批的医疗机构和国际远程服务机构实行定期和不定期的复审制度。

2. 建立卫生健康信息标准和规范

建立统一规范的国际远程会诊标准体系，包括数据结构、信息分类编码、压缩传输存储等技术标准，规范国际远程会诊的基本功能、业务流程。

3. 建全监管机制

按照国家卫生健康委发布的《互联网诊疗管理办法》的要求，将开展国际远程会诊服务的医疗机构和互联网医疗服务平台统一纳入互联网监管，及时将数据向特定的平台推送、传输和备份，由卫生健康行政部门通过监管的端口对服务进行动态的监管，保障国际远程会诊服务依法依规开展，确保医疗质量和安全。

4. 制定合理的收费标准、补偿机制和保险制度

卫生、物价、保险、电信等多部门协同制定国际远程会诊服务项目目录和收费标准，明确哪些服务项目可以纳入医保，以及相较于传统问诊服务的报销比例有何不同。完善医疗保障体系，在基本医疗保险的基础上吸收商业医疗保险，以减轻患者负担。开发国际远程医疗服务相关的医疗责任险，降低国际远程会诊服务过程中因诊断、操作等产生的医疗风险。

5. 完善安全管理机制

一是健全信息安全管控机制。严格落实国家网络安全等级保护制度、分级保护制度，加强远程医疗网络系统、平台以及关键信息基础设施和数据应用的安全防护，定期开展信息安全的隐患排查、监测以及预警，切实保障整个系统能够安全运行。

二是确保个人隐私安全。要严格执行信息安全和医疗健康数据保密的规定，建立完善的个人隐私保护体系，严格管理患者和用户的信

息，特别是对于基因编码等涉及患者个人安全的重特大信息，要进行严格管理。

（四）建立国际远程会诊服务的风险防范制度

制定科学有效的国际远程医疗风险防范制度，避免不必要的医疗风险与意外事故。在日常工作中加强对各个工作环节的管理，责任落实到位，做好医疗风险防范工作。医疗风险发生后风险处理部门应积极介入，做好对患者及家属的安抚及赔偿工作，把各方的损失降到最低。

（五）建立国际远程会诊服务参与方的激励机制

作为国际远程医疗会诊重要的主体之一，会诊专家的参与程度和投入程度影响着国际远程会诊的发展和质量的提高。国际远程会诊多在医生非工作时间展开，建议将国际远程会诊的工作量算入医生的日常工作量，并纳入医院的绩效考核，以提高医务人员的积极性。

（六）加强相关领域人才培养

建立和完善国际远程会诊服务专业人才培养体系，根据国际远程会诊服务各环节的实际需求，有针对性地培养医疗信息技术、医学英语等方面的专业人员，以提高服务前期评估、资料翻译以及视频会诊现场翻译等环节的效率及质量，并对服务进行有效的质量管控。

（七）探索国际远程会诊服务评估体系

结合我国当前国际远程会诊发展现状，有针对性地开展我国远程医疗应用评估指标体系构建的研究。探索构建评估指标体系，明确评估对象、评估内容，围绕大数据应用的质量、效用、成本、安全、风险等不同维度，研究建立初步评估指标体系和评估办法。

综上，发展国际远程会诊服务既是全球化时代“互联网 + 医疗”服务应用与发展的必然趋势，也是满足我国患者对国际医疗资源、高端医疗资源需求，缓解医疗服务机构压力的有效途径，从长远来看更是为我国有效参与全球卫生治理提供了全新路径。但面对患者需求攀升、市场高速发展、参与机构逐步增多的现状，政府需要通过完善制度与标准进一步进行有效的规范与监管，尽快形成有效的质量评估体系与人才培养和激励机制，推动国际远程会诊服务在我国发挥更大的市场价值。

参考文献

[1]《2018 年中国海外医疗行业调查：消费者更青睐的服务提供商》，https：//www. sohu. com/a/229377436_ 644267。

[2]《尼尔森：深刻认识中国经济发展新常态，揭示中国消费五大趋势》，http：//www. spgykj. com/newsshow. php？ id =11531。

[3] CONORD，“Cancer survival in five continents：a worldwide population-based study”，*The Lancet Oncology*，Volume 9，Issue 8，August 2008.

[4]《远程医疗大爆发，这三家公司值得关注》，http：//www. sohu. com/a/232747418_ 649045。

[5] 裘炯华：《“医学第二建议”接轨海外医疗》，《医药经济时报》2015 年 7 月 20 日，第 12 版。

[6]“Global Telemedicine Market Analysis & Opportunity Outlook 2024”，https：//www. researchnester. com/reports/global – telemedicine – market – analysis – opportunity – outlook –2024/84.

[7] Orbis Research，“Telemedicine，Connected Health，and Mobile Healthcare Market Trends and Future Outlook to 2016 – 2021”，http：//www. abnewswire. com/pressreleases/telemedicine – connected – health – and – mobile – healthcare – market – trends – and – future – outlook – to –20162021_ 71497. html.

[8] 林吉双：《国际服务贸易的现状及未来发展趋势》，《世界知识》2017 年第 16 期。
[9] "Global Telemedicine Market Analysis & Opportunity Outlook 2024", https：//www. researchnester. com/reports/global - telemedicine - market - analysis - opportunity - outlook - 2024/84.
[10] 廖生武、刘天峰、赵云、吴志华：《欧美发达国家远程医疗服务模式对我国的启示》，《中国卫生事业管理》2015 年第 10 期。
[11] 时占祥：《2018 年国际远程医疗的最新趋势是什么（一）?》，http：//www. sohu. com/a/247445222_ 387205。

B.5

我国第三方医学实验室的发展现状与趋势

申子瑜*

摘　要： 第三方医学实验室作为具有独立法人资格的医疗机构，主要通过与医疗机构建立合作，为其提供临床检验和病理诊断等服务。第三方医学实验室通过集约化经营降低检验成本，提高检验效率和专业化水平。欧、美、日等发达国家和地区第三方医学实验室发展较为成熟且运行模式稳定，我国第三方医学检验行业仅有二十多年历史。近年来，随着国家相关鼓励政策不断出台和技术不断进步，我国第三方医学实验室发展迅速，但整体市场份额较小，行业发展仍面临一些挑战和体制机制问题，需进一步规范和优化行业环境。金域医学作为国内第三方医学实验室行业的龙头企业，在集团化、连锁化、规模化运营方面积累了有益经验，并通过不断创新和完善服务模式，为医疗机构提供优质、高效的第三方医学检验服务，可为我国第三方医学实验室的发展提供可借鉴的经验。

* 申子瑜，教授、研究员，广州医科大学金域检验学院副院长，广州金域医学检验集团股份有限公司高级副总裁，中国医院协会临床检验管理专业委员会副主任委员，中国医药卫生文化协会实验诊断与社会化服务专业委员会主任委员。

关键词： 第三方医学检验　独立医学实验室　连锁化

第三方医学实验室（Independent Clinical Laboratory，ICL）作为具有独立法人资格的医疗机构，主要通过与医疗机构建立合作，为其提供临床检验和病理诊断等服务。第三方医学实验室通过集约化经营降低检验成本，提高检验效率和专业化水平。我国第三方医学检验行业仅有20多年历史。近年来，随着国家相关鼓励政策不断出台和技术不断进步，我国第三方医学实验室发展迅速，但仍面临一些挑战和体制机制问题。本报告结合金域医学的实践总结我国第三方医学实验室的发展现状与趋势，并提出相应的政策性建议。

一　第三方医学实验室概述

（一）第三方医学实验室定义

国家卫生健康委员会关于医学检验实验室的定义为：以提供人类疾病诊断、管理、预防和治疗或健康评估的相关信息为目的，对来自人体的标本进行临床检验，包括临床血液与体液检验、临床化学检验、临床免疫检验、临床微生物检验、临床细胞分析遗传学检验和临床病理检查等，并出具检验结果，具有独立法人资质的医疗机构。

第三方医学实验室又称独立医学实验室或医学独立实验室，是指在卫生行政部门的许可下，具有独立法人资格，从事临床检验或病理诊断和服务，并能独立承担责任的医疗机构。第三方医学实验室与医院建立业务合作，收集并检测合作医院采集的标本；检测后将检测结果送至医院，应用于临床服务。

（二）第三方医学实验室分类

第三方医学实验室可以分成综合型实验室和特检实验室两类。综合型实验室可提供全面的医学诊断外包服务，提供包括临床血液与体液检验、临床化学检验、临床免疫检验、临床微生物检验、临床细胞分析遗传学检验和临床病理检查在内的全部或大部分类别的医学检验服务，大型的综合型实验室检验项目为1000～2500项。我国现阶段以金域医学、迪安、艾迪康等为代表。

特检实验室（或专业型实验室）提供单一的医学诊断外包服务，主要依托基因测序技术或其他技术平台开展相关服务，检验项目相对于综合型实验室较少。我国目前以华大基因、贝瑞和康等为代表。

此外，第三方医学实验室还可以利用自身技术和市场的优势，向健康体检、司法鉴定、食品农产品检测、新药临床试验、冷链物流等服务领域横向拓展，提供范围更广的检验检测服务。

二　国际第三方医学实验室的发展历程及现状

1925年，美国首先出现以商业化模式运营的医学检验实验室，20世纪50～60年代，第三方医学实验室在美国兴起，经过20世纪60～80年代和80～90年代两次飞跃发展后，走上快速商业化发展道路。美国第三方医学实验室不仅与医院和科研院所等机构形成了一套比较成熟的竞争和合作机制，而且建立了一套相对完善的商业经营模式。

2017年，美国临床诊断服务市场规模为790亿美元，第三方医学检验机构占据了医学检验市场的36%，前三名的公司市场占有率超过60%，市场集中度很高。美国形成了以Laboratory Corporation of America Holdings（简称LabCorp）和Quest Diagnostics为两大巨头的市场布局，两家公司均可开展4000余项医学检验服务项目，2017年LabCorp和Quest Diagnostics两家公司营业收入分别达到104.41亿美元和77.09亿美元。

Quest Diagnostics公司成立于1967年，其间经历多次并购，1996年在美国纽交所上市。Quest Diagnostics公司在美国有31个区域性大型诊断中心、155家快速反应实验室，以及2200多个病人服务中心，每年诊断超过1.47亿个标本，每年为美国超过30%的居民提供服务。该公司拥有强大的物流网络，为标本收集和运送提供保障。LabCorp成立于1994年，目前在全球拥有6万名员工，每年为超过1.15亿的患者提供诊断、药物开发和技术支持的解决方案。

同样，在日本和欧洲等发达国家和地区，第三方医学实验室已成为成熟产业，占医学检验市场的份额分别达到67%和50%。日本的BML在全国有40多家分支机构，每天处理10万份标本，检测项目超过4000项。

三　我国第三方医学实验室发展历程及现状

我国第三方医学实验室起步较晚，20世纪80年代中期，扬州医学检验中心最先开始对外开展医学检验服务。1994年，国内第一家第三方医学实验室——广州金域医学检验中心成立，正式开启国内第三方医学实验室规模化、连锁化的发展历程。2004年，我国首届独立实验室研讨会在广州召开，标志着行业的形成，并逐步得到社会认可。

经过20多年发展，据国家卫生健康委员会数据统计，截至2017年，我国第三方医学检验实验室和病理诊断中心数量分别增加到759个和207个。目前，国内第三方医学检验市场规模为100亿元左右，占整个医学检验市场份额的比例不足5%，但过去8年复合增长率超过30%，保持了较高的增长水平。排名前三的金域医学、迪安、艾迪康共占行业市场份额的70%，实现了以集团化、跨地域、集约化经营为核心竞争力的连锁发展。

四　我国第三方医学实验室的行业环境

（一）政策环境

我国第三方医学检验行业在经历了1994～2009年的市场前期自发探索和管理期后，政府相关部门对第三方医学实验室进行了规范化管理。近年来，政府各部门更加重视第三方医学实验室的规划设置，对其管理更趋规范化和标准化。2009年以来，随着新一轮医改工作的深入推进，国家不断出台政策鼓励第三方医学实验室发展。

2009年，原国家卫生部《关于印发〈医学检验所基本标准（试行）〉的通知》（以下简称《通知》）指出“在医疗机构类别中增设医学检验所”，首次将第三方医学实验室正式定义为医疗机构。《通知》要求：“各级地方卫生行政部门应当根据本地人口、地理环境、交通和医疗机构布局等具体条件以及医疗服务需求，对医学检验所的数量和布局进行规划，并严格执行”。《通知》还要求“医学检验所应当严格执行《医疗机构临床实验室管理办法》，并接受省级以上临床检验中心开展的室内质量控制和室间质量评价，保证检验结果科学、准确、客观”。《医学检验所基本标准（试行）》对第三方医学实验室的科室、人员、房屋、设施和布局、设备、规章制度、注册资金等制定了严格要求。

2015年，《国务院办公厅关于推进分级诊疗制度建设的指导意见》（国办发〔2015〕70号）明确提出“探索设置独立的区域医学检验机构、病理诊断机构、医学影像检查机构、消毒供应机构和血液净化机构，实现区域资源共享”。

2016年，为进一步完善医疗服务体系，推进区域医疗资源共享，原国家卫生计生委陆续印发医学检验实验室、病理诊断中心等4类独立设置医疗机构基本标准和管理规范。《医学检验实验室基本标准（试行）》和《医学检验实验室管理规范（试行）》对医学检验实验室设置提出具体要求，要求由设区的市级及以上卫生计生行政部门设置审批。鼓励医学检验实验室连锁化、集团化发展，建立规范化、标准化的管理与服务模式。对拟开办集团化、连锁化医学检验实验室的申请主体，可以优先设置审批。

2017年2月，原国家卫生计生委印发《关于修改〈医疗机构管理条例实施细则〉的决定》（国家卫生计生委令第12号），其中第三条增加"医学检验实验室、病理诊断中心、医学影像诊断中心、血液透析中心、安宁疗护中心"等医疗机构类别。2017年4月颁布的《国务院办公厅关于推进医疗联合体建议和发展的指导意见》中强调区域检验中心作为医联体的重要组成部分，是大力鼓励建设的中心之一。

（二）技术环境

医学诊断服务是技术水平高、知识密集型、多学科交叉的行业，近年来，随着计算机和生物技术等的发展，尤其是现代生物技术、单克隆抗体技术、微电子处理器、光化学等技术的重要进步，医学检验方法学先后经历了生化检验、酶联免疫检验、化学发光免疫检验和基因诊断四次技术革命，不仅灵敏度、特异性有了极大的提高，而且应用范围迅速扩大，操作门槛逐步降低，在疾病预防、疗效和愈后的判断、治疗药物的筛选检测、健康状况的评价以及遗传性预测等领域，正发挥着越来越重要的作用。从诊断技术产业的发展趋势来看，生命科学的发展正成为医学诊断服务行业技术发展创新的推动力，电化学发光检验技术、流式细胞检验技术、基因芯片技术等已经应用于临床诊断中。国内规模化、集团化和连锁化发展的第三方医学实验室凭借规模和技术优势，已逐渐成为检验技术发展方向的引领者。

（三）客户需求分析

目前，第三方医学实验室主要为各级医院、社区卫生服务机构、乡镇卫生院、疾控中心、体检机构及保险机构提供诊断服务。医学诊断服务主要由医疗机构的检验科和病理科提供，但各类医疗机构因标本量小无法开展或成本较高不愿提供某些服务，而出现了外包的需求，为以规模经济为核心竞争力的第三方医学实验室提供了广阔的发展空间，第三方医学实验室规模经济主要产生于单位固定资产的分摊。

对于检测需求足以满足的大型医疗机构而言，常规检测外包的动力不足，主要将“三高一新”项目交由第三方医学实验室完成。“三高一新”项目主要指高投入（细胞表面抗原、基因检测等）、高成本（染色体变异、FISH 等）、高风险（组织病理、血液病诊断）和新技术（个体化治疗、T－SPOT、精子碎片等）。

对于中小医院、民营医院及私人诊所等机构而言，除血、尿常规和部分生化和酶联免疫吸附试验等最基础的检测项目可以自己完成外，还存在一些因技术设备所限或检测量不够而需要外包的常规检测项目，因此中小型医疗机构的外包项目需求更多，基层医疗机构仍是第三方医学检验室最主要的需求方。当前我国第三方医学检验的商业模式仍相对单一，仪器试剂生产商、第三方医学检验机构和临床客户之间的信息往往难以有效交互，因此如何整合优势资源，发挥产业链上下游各环节企事业单位各自的优势来实现协同创新，从而推动第三方医学检验向规模化、专科化、平台化和信息化方向进一步发展，是现阶段整个第三方医学检验产业亟须思考的一大难题。

五　金域医学集团化和连锁化发展的实践

（一）发展沿革

金域医学是一家以第三方医学检验和病理诊断外包业务为核心的医学诊断信息整合服务提供商，是国内第三方医学检验行业营业规模大、检验实验室数量多、覆盖市场网络广、检验项目及技术平台齐全的企业，可提供超过2500项检验项目外包及科研技术服务。

20世纪90年代初，检验与病理资源主要集中于大城市的三甲医院，且开展项目数量有限。广大临床医生缺少检验与病理资源来辅助诊断，看病主要凭经验。基于“帮助医生看好病”的愿望，金域医学核心创始团队开始探索为基层医疗机构提供第三方医学检验外包服务。金域医学于2017年9月8日正式在A股上市，目前已在全国（包括香港地区）建立了37家中心实验室，凭借严格规范的实验室质量管理体系、领先的检验检测技术平台、广泛便捷的实验室网络、专业的冷链物流系统，为超过20000家医疗机构提供医学检验及病理诊断服务，服务网络覆盖全国90%以上人口所在区域，已获27张国内外认证认可证书，数量居我国第三方独立医学实验室行业首位，检测结果被全球50多个国家和地区认可。

（二）经营模式及现状

金域医学广泛开展医学检验连锁化经营，重视技术研发，通过专业化运营提升检验技术水平，通过规模化经营提高资源利用效率，并通过以客户为中心、以临床和疾病为导向的多技术平台整合，提高服务水平。同时，以现有实验室检验检测业务为中心，基于已建立的检验检测技术体系，持续拓展实验室多元化外延业务。公司已开展食品卫生检测、临床试验研究（CRO）、司法鉴定、健康体检、检验试剂销售等业务，并将在医疗服务产业链上持续拓展，构建“检验+”生态圈。

金域医学近年来保持高速发展，2012～2017年的营业收入年均复合增长率达32.5%，2017年实现收入37.92亿元；企业利润总额年均复合增长率32.3%，2017年实现利润总额2.72亿元。

公司始终秉承卓越的品质理念和追根究底的质量文化，实施“横向到边、纵向到底”的全流程标准化质控管理，质量管理体系涵盖了ISO/IEC17025、ISO 9001、ISO 15189、CMA、CAP－LAP等多套系统，自主研发了医学检验过程质量管理的室内质量控制系统、室间质量评价系统、智能结果质量预警系统等，保障检验结果的稳定性和可靠性。

（三）核心技术平台

1. 以临床和疾病为导向的多技术平台资源整合

金域医学将服务临床需求作为业务发展的导向，以疾病系列为主线，推动医学检验、病理诊断服务与临床医学的有效沟通。结合临床疾病检验诊断的需要，目前公司正在全面推动血液肿瘤、实体肿瘤、出生缺陷与生殖健康、儿童遗传病及罕见病、自身免疫性疾病、感染性疾病、肾脏病和内分泌代谢疾病等核心疾病领域的综合检验平台建设，并整合运用多种技术平台及检验方法为临床诊疗提供咨询、检验和结果分析等一体化综合临床服务。

2. 国际领先且齐全的技术平台及检验项目

金域医学搭建了临床基因组检测中心、临床质谱检验中心、临床血液病诊断中心、病理筛查与诊断中心四大高新技术中心。并以此为基础建设了业内齐全的实验室检验技术平台，包括高通量测序技术平台、基因芯片技术平台、流式细胞分析技术平台、质谱分析技术平台、免疫组化技术平台、细胞遗传技术平台、荧光原位杂交技术平台、分子诊断技术平台，范围覆盖了从常规到高端的主流技术领域。丰富的检验项目使得公司能够充分发挥规模优势，快速响应下游客户的多种检验需求。2018 年 4 月，广东省卫计委正式发文，依托广州金域医学检验中心成立广东省医学检验中心与广东省病理诊断中心。

3. 突出的病理诊断能力

经过多年发展与布局，金域医学拥有近 600 名国内外病理医生，已形成全方位、立体式的病理服务体系。公司组建了大型病理诊断中心，成立了全国最大的病理医生集团，与全国 13000 多家医院合作形成了国内最大的病理远程协作网，全力解决基层医疗机构病理医生极度缺乏的困境。

公司与美国克利夫兰医疗中心（CCF）、美国匹兹堡大学医疗中心（UPMC）以及国内外著名医院病理科专家分别合作建立了“远程数字化病理会诊中心”，为临床医生和患者提供国内一流、具有国际水平的病理诊断服务。公司首创“地区—全国—国际”三级网络病理会诊系统，将病理标本当地制片、数字扫描、电子成像，利用内部信息化系统和现代互联网工具传送至公司病理专家处诊断和会诊，既能对接国外先进技术，也能使优质资源通过现代化技术惠及国内地区和基层医疗机构。

（四）多层次覆盖的服务网络和物流网络

金域医学是国内连锁实验室数量最多、覆盖区域最广、服务客户数量最多的第三方医学实验室，物流网点 2000 多个。遍布全国的实验室网络与物流网络，使公司的业务半径扩大，公司可为当地不同类型的医疗机构提供安全、快速、便捷和多样化的医学检验及病理诊断服务。

为了响应国家分级诊疗和“90% 大病不出县”的号召，公司先后与近400家医疗机构合作共建区域检验和病理诊断中心，通过对合作医疗机构的检验和病理诊断服务的改善，提供技术先进、项目齐全、结果可靠的临床诊疗信息，满足区域内各级医疗机构的需求。同时整合区域内各级医疗机构的服务资源，切实把优质资源下沉到广阔的市、县及乡镇、社区一级的基层医疗机构。

（五）专业人才队伍和创新研发能力

金域医学着力构建具有竞争力的科技研发体系，逐步建立一整套的科技创新支撑体系。2017年底公司成立了学术委员会，由临床、检验、病理以及医疗大数据等领域专家组成，为公司的学术战略、研究方法和科研工作引领方向，提供宏观战略研究和顶层决策咨询支持，助力国家医学检验与病理诊断服务的科技进步。

经过多年的积累，公司自海外引进学科带头人超过30人，引进国内外检验、病理和临床专家超过200人，构建了强有力的科技创新中坚力量。公司积极打造鼓励科技创新机制、创新容错机制，为科技创新营造了良好的氛围，获批为院士工作站、博士后科研工作站、国家基因检验技术应用示范中心和国家知识产权优势企业，也成为业内唯一的医学检验技术与服务国家地方联合工程实验室。

六　第三方医学实验室发展方向

（一）连锁化、规模化、平台化、信息化是发展方向

2016年，国家卫生健康委员会对独立设置医疗机构基本标准和管理规范的解读文件指出："独立设置医疗机构应当向连锁化、集团化方向发展。逐步形成规模化集团，形成技术发展优势，提高运行中抗风险能力，构建规范化、标准化的管理与服务模式，保障医疗安

全。”目前，发达国家及我国第三方医检行业规模较大的代表公司也以连锁化、集团化的方式开展服务。连锁化和规模化的第三方医学实验室也更具有品牌和质量优势。

随着临床医学和检验医学技术的进步，新技术、新产品和新设备不断出现，自动化、平台化、智能化也成为第三方医学实验室发展的重要趋势。同时，在庞大的医疗信息管理过程中，信息化是第三方医学实验室必然的发展趋势。

（二）服务网络下沉，促进基层医疗服务能力提升

第三方医学实验室服务的医疗机构中有很大一部分为县级及以下医疗机构，购买第三方医学实验室的检验和病理外包服务，可以避免不必要的人力、设备和资金的投入，专注临床诊疗能力提升。近年来，强基层成为我国推进健康中国建设的重点，第三方医学实验室将在强基层工作中发挥重要作用。第三方医学实验室通过为基层医疗机构提供全面和高质量的检验服务，尽量减少基层检验水平对医务人员的限制，提升诊疗水平，有效降低与减少患者就医成本和时间。未来第三方医学实验室将在城市二级医院、社区卫生服务中心/站，以及县医院、乡镇卫生院等基层医疗机构发挥更重要作用。

例如，金域医学不断拓展区域医检市场，发展地区级实验室和快速反应实验室，构建完善四级实验室网络，在县医院和民营医院等检验科综合实力较为薄弱的医疗机构积极探索全科室整体解决方案创新模式，并通过技术和管理输出，创新性地与区域内医疗机构开展各类合作，解决基层医疗问题。

（三）“互联网＋医疗健康”促进服务模式升级

在国家鼓励“互联网＋医疗健康”发展的趋势下，互联网医疗、

互联网医院和远程医疗服务等医疗服务新业态快速发展。互联网的发展会促进传统医检产业模式的升级，第三方医学实验室可依托其规模化和专业化的检测优势、广泛的服务网络，以及庞大的检验数据，向更广泛的服务领域发展，提供多元化的服务。随着个性化医疗服务需求的不断增加，第三方医学实验室将从目前商对商（B2B）向商对客（B2C）的服务模式扩展，更好地解决群众个体化的健康服务需求，如金域医学通过“Go 健康”为群众提供移动医疗服务。

（四）专业化的冷链物流向公共服务平台发展

检测标本运输是第三方医学实验室服务的一个重要环节，冷链物流的发展促进了整个行业的高速发展，未来专业化的冷链物流将向公共服务平台发展。与普通商品相比，临床/生物样本、试剂、药品等对运输温度和时间等有更严格的要求，运输过程直接影响检测结果的准确性。国外第三方医学实验室 70% 的标本是通过第三方物流运输，目前国内的实验室样本大多由各实验室自行运输。发展专业化的冷链物流公共服务平台对第三方医学实验室发展具有重要支撑意义。金域医学成立了金域达物流团队，建立了覆盖全国 30 个省份的服务网络，物流网点达 2000 多个，通过专业化的物流人员和设备为医疗机构和第三方医学实验室提供标本运输服务。

（五）第三方医学实验室将向上下游融合发展

第三方医学实验室在提供医学检验和病理诊断主营服务的同时，部分大型的连锁实验室也在探索向上游发展体外诊断产业，向下游发展医学大样本大数据的综合利用、人工智能辅助病理诊断、B2C 业务模式、互联网业务等。在下游与医疗机构的合作中，第三方医学实验室将更紧密地与临床结合，以疾病为导向，以满足临床需求为主要方向，为临床治疗和重大复杂疾病的诊断提供整合型信息服务。同时，医疗冷链物流、体检、培训、科研服务、司法鉴定、卫生检验、药物临床试验（CRO）等业务也成为第三方医学实验室积极探索的发展方向。

七　我国第三方医学检验行业面临的问题与挑战

虽然第三方医学实验室拥有技术、规模、成本和质量等方面的优势，国家对第三方医学实验室的政策支持力度也在不断加大，但我国第三方医学实验室行业发展仍面临很多挑战。

（一）行业管理有待规范

检验质量不仅是第三方医学实验室的生存之本，也是其发展之道。第三方医学实验室应严格遵守《国家卫生计生委关于医学检验实验室的基本标准和管理规范》，保证高质量和高水平服务。目前，有些不具备第三方医学实验室专业资质的机构违规向社会提供检验服务，部分实验室为迅速扩张市场、降低检验成本，检验质量和准确性难以保证。

目前，已有部分第三方医学实验室积极申请通过中国合格评定国家认可委员会（CNAS）关于医学实验室的认可、ISO/IEC17025《检测和校准实验室能力的通用要求》和ISO15189《医学实验室质量和能力的专用要求》，以及美国病理家学会（College of American Pathologists，CAP）认证，以不断规范质量管理。

（二）优秀检验人才短缺

专业人才培养在很大程度上决定着第三方医学检验机构的服务水平和检验质量，医学检验和病理人才技术含量高、培养周期长。目前，第三方医学实验室技术人员以初级职称和退休人员为主，人员的继续教育管理不规范，晋升难度高，人员流动性相对较大。做好第三方医学实验室的人才队伍建设、完善专业人才培养机制是亟待解决的问题，是保证第三方医学实验室检验质量的重要基础。

（三）医保报销制度制约

美国等发达国家医疗保险经办机构可直接与第三方医学实验室合作结算，不仅有利于价格谈判，而且简化了患者报销程序，而我国的医保体系要求保险机构必须与医院结算，第三方医学实验室在很多地区仍受到医保报销政策限制。国内第三方医学实验室服务大多未纳入医保，很大程度上制约了我国独立医学实验室的发展。

一些地区如青岛等已逐步意识到第三方医学实验室的质量及成本优势，随着我国医保体制的改革，第三方医学实验室正逐步得到医保部门的认可，将在提供优质低价的医疗服务方面发挥重要作用，为医保基金合理使用提供更好方法和选择。

（四）医学检测实验室自建检测方法受政策限制

医学检验的发展离不开实验室自建检测方法，一些新项目、新技术临床应用数量相对较少，技术特异性较高，市场上有证产品少。2014 年，国务院发布《医疗器械监督管理条例》（国务院令第 650 号），第四十条规定“医疗器械经营企业、使用单位不得经营、使用未依法注册、无合格证明文件以及过期、失效、淘汰的医疗器械”。我国现有的检验项目注册审批制度限制了实验室自建检测方法的临床应用和发展。

（五）社会认可度有待提高

目前，受民营医疗机构认可度不高等因素影响，社会对第三方医学实验室认可度仍有待提高；部分公立医院和医务人员对独立医学实验室的检测报告认可度不高；公众对第三方医学实验室的社会认知度和信任度偏低。

综上，随着健康中国战略不断推进，新医改逐步深化，第三方医学实验室在我国医疗体系中将发挥越来越重要的作用，成为医疗服务中不可或缺的组成部分。目前，我国第三方医学实验室发展仍有较大增长空间，在未来一段时期内，第三方医学实验室将在重构优质高效的医疗服务体系方面起到至关重要的作用，并不断推动我国卫生事业的进步和发展。

参考文献

[1] 国家卫生健康委员会：《国家卫生计生委关于印发医学检验实验室基本标准和管理规范（试行）的通知》，http：//www. nhfpc. gov. cn/yzygj/s3594q/201610/0045967471d842699e624f122554369e. shtml。

[2] 齐雪然、申子瑜、连奕奕等：《分级诊疗制度下独立医学实验室的发展分析》，《中华临床实验室管理电子杂志》2016 年第 4 期。

[3] 郭建斌、王栋、陆丽媛等：《第三方医学实验室市场布局精细化的初步探讨》：《中国卫生产业》2018 年第 17 期。

[4]《卫计委：再增加康复、体检等 5 类独立设置医疗机构》，http：//www. sohu. com/a/164531140_ 569917。

[5]《2013～2017 年中国独立医学实验室行业发展前景预测与投资战略规划分析报告》，https：//wenku. baidu. com/view/574b4 c630066f5335a8121da. html。

[6]《2017 年中国第三方医学诊断行业发展现状及行业技术环境分析》，http：//www. chyxx. com/industry/201707/543620. html。

[7] 林娥、梁耀铭、周志锋等：《“互联网＋”时代独立医学实验室的创新实践分析》，《中华临床实验室管理电子杂志》2016 年第2 期。

[8] 任思冲、叶丹、朱兴华、彭萍：《临床医学实验室在“大检验”时代中的管理创新探讨》，《国际检验医学杂志》2016 年第 6 期。

[9] 陈因、李囡、于民、湛玉良、王云亭：《医学独立实验室发展面临的机遇与挑战》，《中日友好医院学报》2015 年第 1 期。

[10] 薛佳楠：《加强实践教学培养高素质技能型医学检验人才》，《世界最新医学信息文摘》2015 年第 71 期。

[11] 王万碧、王丁泉：《独立医学实验室的发展现状及展望》，《标记免疫分析与临床》2016 年第 8 期。

[12] 刘东来、石大伟、张春涛：《美国对实验室研发诊断试剂的监管之路》，《中国新药杂志》2016 年第 3 期。

[13] 秦勇、于洁、高毅华：《我国医学独立实验室发展前景研究》，《卫生经济研究》2012 年第 12 期。

运 营 篇

Operation Reports

B.6
我国民营医院的投后运营管理现状

张晓旭*

摘 要： 投后管理是民营医院发展运营中非常重要的环节，其主要作用在于系统设计医院战略以及执行战略的方法。民营医院投后管理的主要内容是协助执行战略规划，督导医院文化建设，指导医院运营管理，负责人力资源管理及成本分析。当前我国民营医院投后管理存在的主要问题是管理过少或管理过度。因此，民营医院投后管理者，要加强沟通，完善自我，明确战略定位，抓好重点工作，以促进民营医院的可持续发展。

* 张晓旭，原朝聚投资管理有限公司医疗运营总监，主要工作及研究方向是医疗服务机构的运营管理。

关键词： 民营医院　投资　投后管理

近年来，在政府利好政策的不断推动下，社会资本如潮水般涌入医疗领域，社会办医机构由之前小诊所的模式逐步转向有规模的连锁医院或综合性单体医院。自2015年起，我国民营医院数量占比已经超过了公立医院（52.63%）[①]，这是一个具有分水岭意义的历史数据。由于近年来医疗投资过热，社会资本进入成本高昂。受医疗投资周期长、重资产和缺乏专业运营经验的影响，很多民营医院无法在短期内兑现之前承诺的盈利预期，致使账上资金耗净，加之后期融资跟不上，导致资金链断裂，医院无法运转，项目陷入清算阶段。整体而言，我国大多数民营医院还处于成长阶段，很多医院在盈亏线下方努力摸索。所以，很多医疗投资项目需要投资方具备专业的投后管理团队，以帮助医院更好地运营和发展，而且医院融资的初衷也多是引进战略投资，希望投资方能够给予资源、人脉和运营经验等方面的支持和指导。对于已经运营很好的医院，融资后也需要更高、更远的发展，此时仍然需要科学的投后管理。投后管理是民营医院发展运营中非常重要的环节，本报告结合调研分析与工作经验，浅析民营医院投后管理的若干问题，以期为民营医院运营发展提供借鉴。

一　民营医院的运营特点

与公立医院非营利性的性质不同，大多数民营医院是营利性医疗机构，需要自负盈亏并给予股东（投资方）回报。民营医院

① 薛晓林主编《中国民营医院发展报告（2017）》社会科学文献出版社，2017。

的运营成本主要是装修、租金、设备、薪酬和日常运营费用，前期投入相对比较大。加之目前民营医院整体水平参差不齐，患者口碑的建立和医院品牌的建立相对缓慢，很难像新兴行业一样爆发性增长。

但是，医疗领域本身是高风险、高技术的纯服务行业，而医院一旦在社会上建立起口碑和获得公众认可，患者的就医习惯一旦养成，后期就会持续下去，且用户黏度会非常高，流量加大后成本自然随之降低。所以，医院运营的关键在于精细化的流程管理，明晰医院定位，明确科室目标和项目成本核算，构建和维护好医院半径与医患生态圈，做好医院口碑建设，以实现盈利。

民营医院的社会责任决定着市场定位，民营医院的存在，不是和公立医院去争病人、抢市场，而是为了满足患者不同的诊疗需求，与公立医院互补共存，共同努力为患者提供医疗服务。做公立医院做不过来的（溢出患者），做公立医院不能做的诊疗服务（如高端舒适化诊疗服务），做公立医院不想做或没精力重点发展的专科（如康复、妇幼）。

二　民营医院投后管理的主要作用

（一）系统设计医院战略

民营医院投后管理人员要针对投后增量、退出等预期，在尽职调查之后就相关问题达成一致的前提下，与医院管理团队对未来3～5年的医院定位、发展方向、营收模式等，做出切实可行的系统规划和设计。所有的规划一定是建立在各细分模块量化数据的基础之上，同时对宏观环境和竞争对手、行业发展进行分析，才能保证投前预期与投后发展不会有太大的偏差，才能保证医院可持续发展。

（二）执行战略的方法和能力

多数投行的投后管理人员是以董事长或项目运营总监或运营副院长的身份介入医院投后管理中的。战略规划制定后，投后管理人员和医院管理团队在执行落实过程中会面临许多不确定因素，十分考量投后管理人员协调能力和组织能力，需要掌握一定的策略。

无论投后管理人员是哪种角色，首先要做的是稳定人心。资本介入的初期多是医院动荡的时期，大多数一线或骨干人员会持观望态度。所以，要尽快召开董事会统一思想，随后要和医院院长一起相继组织医院管理层会议、医院中层干部会议，以保证医院的正常运转。

投后管理人员要充分调研，了解医院既往运营流程，走访一线工作人员，详细记录访谈内容。调研内容的设计、信息的分析、数据的整理、模块的建立，需要投后人员具备财务、人事、基建、设备、医学、经济学、统计学等方面的知识，体现跨界综合水平，以得到所服务医院上下一致的认可，真正给予所服务医院以战略方向上的指引。

管理层的统一和团结一致是医院稳定运营的基石。投后人员一方面要与医院管理团队充分沟通，达到目标与意见的一致性，要协助管理层在医院树立威信，要在公众面前推动管理层的决策和意见一致。如果管理层问题很多，那么需要向董事会提供翔实的文字报告，进一步制定整改方案。投后管理是协助管理团队的，不是直接管理医院细节的，而且，医院管理层因每天埋头于医院运营的各项事务，而很难抽身系统思考这些问题，所以，投后管理会主动补短板，更侧重宏观管理，如人才建设、财务管理、文化建设和外部环境对接等方面。总之，投资公司一定要请懂专业、有实力、有责任心、有道德的人员去医院做投后管理，投后管理和投前尽调同样重要，下功夫做好投后管理非常必要。

三 民营医院投后管理的主要内容

（一）协助执行战略规划

做创业者背后的创业者，是投后管理者的使命。在不同的发展阶段，医院的规划重点不同。

初建期，医院以生存减亏为第一要务。投后管理可以协助完成科室成本核算的模块建立、设备引进的投资回报周期的计算。很多创始人在融资完成后常常会不计成本地招聘、扩建。所以，首先是在科室建设过程中，要协助管理层制定运营目标、测算成本收支平衡点，除了必需的辅助科室，尽量实行一人多岗，减少人员成本。其次是设备引进，一定在引进前做使用率测算，预估成本回收周期，避免设备搁置而造成资源浪费。

发展期，医院的投资风险最大，因为发展意味着扩张。医院发展到一定的阶段后，科室建设要提升，要转型，要跟上社会变化和同行竞争变化的节奏。投后管理人员要帮助医院管理层明确医院扩张发展的市场定位，资源、人员、设备的整合，提醒执行团队在远程会诊、信息化建设方面提前做好功课。很多单体医院没有这方面的人才或资源，投后管理者可以帮助寻找资源对接给医院管理层，帮助发展期的医院完成质和量的双重飞跃。

对于非营利性的医院，重在管理，从医管分开、“八位一体”医疗照护团队、降本提效、单元成本分析等方面入手，向管理要效益，在提升整个医院的诊疗水平和工作效率的同时，提高医护工作者和管理者的个人待遇。

整个战略规划的投后管理，是与医院管理层分析情况、发现问题、提出建议、跟进效果的过程。如何适应形形色色的医院管理者的风格，如何凝聚和激发不同风格的管理团队积极参与、共同前进，是对投后管理人员的全面考验。

（二）督导医院文化建设

不同的医院有不同的气质，形成了不同的医院文化。投后管理应该协助医院管理团队，构建医院文化。

首先做好医院的品牌构建及口碑建设，这是医院良性发展的基石。建立完善的 CRM（客户服务系统），并不断更新。很多医院管理层迫于收益和生存压力，没有关注内部患者服务情况，忽视了患者诊疗感受和老患者管理。事实上，按通常的营销经验，开发一个新患者的成本是维护好一个老患者的 5～10 倍。患者服务管理体系的建立，可以参照美国 JCI、ISO 9000 等质量管理体系，以优化医院的内部运营管理流程，提升患者的就医感受和医疗质量。

（三）指导医院运营管理

1. 市场部分（通常称外运营）

首先，做好精准的市场定位，找准方向和突破口后要集中火力和资源。其次，选择多种宣传渠道，结合医院的定位，重视医院半径宣传的无缝隙覆盖、同行业内的知名度宣传认可、特定患者人群的口碑宣传认可。再次，把握好宣传的节奏，根据国家政策、疾病发生的流行病学特点、医院核心竞争力、医院定位等集中资源，重点突破，这样可以保证适度的风险管控和医疗团队的接诊能力。最后，做好成本核算，找到让患者认可并乐于接受的付费方式和价格，测算好盈利空间，确定启动规模和后期发展计划。此外，做好项目引进及医联体的生态圈建设也是医院外运营的重要内容。

2. 医疗管理（通常称内运营）

投后管理人员参与医疗管理，主要包括专业学术人才队伍建设及学科建设、业务培训及继续教育、科研目标设定、医疗质量和医疗风险管理等。

任何成规模发展的企业或机构都必须落实流程化管理，不断结合实际优化流程，降低管理成本，提高工作效率。对于社会办医，要建立长效优化改进机制。虽然投资在实现预期后资金退出就结束了，但医院是要长久经营下去的，所以，在投后管理中一方面要追求阶段性发展目标，另一方面要协助医院建立长效优化改进机制，以帮助医院实现可持续发展。

（四）负责人力资源管理及成本分析

1. 人力资源管理

人力资源是医院的执行中心，是医院医护团队的利益中心，所以投后管理中一定要关注人力资源管理。例如，对职能部门360度评价、工作量按完成时间做分解等，可以帮助职能部门精兵简政、提高效率。可以在医院机构建制时就引进“医管分开”的理念，长庚医院的幕僚管理值得借鉴，而事实上投后管理很多时候也在充当一个高级“幕僚”，协助医院完成参谋作业。

民营医院最大的优势就是挑战性和灵活性，所以在绩效和晋升上要有所体现，可以根据既往的经验、科学的方法，确定薪酬体系和绩效考核办法。

2. 财务成本分析

信息时代依赖数据做精细化管理，精准运营推送是必须要做的功课。在日常工作中，医院管理层常常无暇顾及具体的财务成本分析，投后管理者要担当这个职责，帮助和督促医院建立量化管理体系。

很多医院的信息化建设不够完善，在数据整理归纳建模方面能力不足，很多数据存储原始、杂乱，整理起来非常不方便，无法作为后期二次开发、分析的有效数据。所以，在数据管理的初始阶段，一定要做好建模归纳存储，建议购买高版本的信息化软件系统。尽可能量化各项评估结果，做到有理有据、客观真实。

在具体成本分析方面，横向单科室成本核算分析、纵向单病种专科收支分析有助于医院针对科室人员配备、重点科室扶持等给出指导意见；单元成本分析、单病种收支分析等有助于在成本管理和运营上给出指导意见；可控成本管理以专科为单位成本中心，制作专科损益表，对医院各科室的运营管理非常有用。医院成本分摊的量化管理，对辅助管理科室和设备成本有非常重要的指导意义。

此外，还需要精准的设备投放的回报计算，做设备回报周期分析、需求等级分级分析等，对设备的使用率、使用科室、患者预估数量、财务平衡周期做严格测算，同时要考虑设备后期的维护费用，然后才进入采购环节。

四　投后管理的常见问题及对策

（一）常见问题

1. 管理过少

投后管理人员不介入医院的实质管理，只向医院管理层了解医院运营进度，看每季度医院财务报告。这样做，如果运营过程顺利，是没有问题的，每个季度财务报告符合预期就可以；但是如果能在关注过程中做到提前预警和指引，则效果会更好。

2. 管理过度

还有一种现象是管理太多太细，觉得谁做都不如自己做得好，这是很多投后会出现的情况，尤其是追求完美型性格的人，最终会令自己十分疲惫；加之部门繁多、数据庞大、配合不当、常常顾此失彼。更忌讳的是，跨过医院管理团队直接干预临床和市场工作，打乱医院运营秩序，架空医院管理层，让医院很多部门陷于混乱。其实医院如同一台机器，内部各个部件是有不同分工的，需要在框架下彼此协作完成复杂而周密的工作。

3. 学科的局限性

首先，大多数投后管理人员对医院所在区域不是十分熟悉，在融入当地环境上有短板；其次，医疗投后管理对人员知识层次的广度和深度都有很高的要求，投资又是金融经济领域的内容，很多人在做医疗投后管理之前没有系统学习过医院管理的专业知识，存在跨学科知识的短板，这也是当前投后管理存在的主要问题。

（二）对策与建议

1. 加强沟通，完善自我

随着大量的资本进入医疗市场，医疗投后管理是一项十分复杂、专业性强、高难度的工作，做好投后管理一定要积极沟通，包容、汇智，用人所长。在整个投后管理过程中，投后管理人员要与医院管理层充分沟通，全面信任和协作，投后管理的最终目的是引领运营，而不是接手运营。做投后管理，时刻保持谦虚的学习态度非常重要；在工作中不断沟通，加强学习，向团队学习，向市场学习，同时学以致用，保证医院的高速发展。投后管理本身就是一项战略性的工作，在不断提升医院的同时也实现了自我提升，双方在这一过程中彼此成就。

2. 战略定位，强化重点

《美国医院管理》十分清晰地把医院管理分解成几个重点模块，把这几个模块的内容关注到，把文化建设好，把发展战略统一好，其他工作就会得心应手。完全没有医疗领域从业经验、跨行业和学科来做投后管理的人员，必须先了解医院管理的基本理论和知识，尽早得到医院管理团队的认可。

参考文献

[1] 薛晓林主编《中国民营医院发展报告（2017）》，社会科学文献出版社，2017。

[2] 陈曙光：《如何当好医院中层领导》，四川大学出版社，2005。

[3] 桂克全：《解密华西》，光明日报出版社，2014。

[4] 陈亚光：《绩效新约》，光明日报出版社，2012。

[5] 彭望清、朱胤：《绩效革命》，光明日报出版社，2013。

[6] 刘宇：《美国医院管理》，光明日报出版社，2016。

[7] 王建安：《JCI 评审攻略》，光明日报出版社，2013。

[8] 张鹭鹭、李静、徐祖铭：《高级医院管理学》（第 2 版），第二军医大学出版社，2007。

[9] 王冬、黄德海：《非营利性医院的企业式经营：向长庚医院学管理》，化学工业出版社，2016。

B.7
“互联网 + 医疗”时代慢病管理在民营医院的运用

赵广宇*

摘　要： 随着移动互联网、物联网、云计算、大数据等技术的应用与发展，“互联网 + 医疗”正全面提升慢病管理体系，为慢病管理带来机遇及前所未有的变化。互联网、物联网将成为治病救人的新辅助手段，逐步打造慢病领域的新生态。笔者认为，民营医院需认清形势，抓住“互联网 + 医疗”战略机遇，主动作为，尽快融入新医改的大环境。

关键词： 互联网 + 医疗　慢病管理　民营医院

运用“互联网 + 医疗”推动慢病管理无缝对接。通过专业慢病管理应用程序（App），并与相关信息平台进行互联互通，实现对慢性病患者就诊数据的全面贯通，通过便携式医疗设备、智能设备及App，实现随时对患者进行观察、测量和全程干预，同时实现医患实时交流，在保证医疗救护时效的同时，提升患者的满意度。本报告就“互联网 + 医疗”新政下慢病管理在医院尤其是民营医院的运用，提出笔者的观点和探索性思考。

* 赵广宇，北京华益精点生物技术有限公司董事长兼总裁，国家科技部创新创业人才，中关村高端领军人才，北京经济技术开发区“新创工程”领军人才，中国医科大学创新创业导师。

一　我国慢病管理现状与面临的挑战

慢病是一类起病隐匿、潜伏期长、病程长且缓慢、病情迁延不愈、缺乏确切的生物病因证据、无明确“治愈”指征的疾病总称。《中国防治慢性病中长期规划（2017—2025年）》对“慢病”的范畴界定包括心脑血管疾病、癌症、慢性呼吸系统疾病、糖尿病和口腔疾病，以及内分泌、肾脏、骨骼、神经疾病等。

根据国家统计局的数据，2017年，全国人口中60周岁以上人口和65周岁以上人口比例都比上年增加了0.6个百分点，老龄化程度持续加深。随着人口老龄化的不断加剧，我国的流行病学模式已经完成了从传染病向慢性非传染性疾病的转变。慢病已经成为我国居民健康的头号杀手。而慢病导致的医疗支出占2014年全国卫生总费用的70%，高达7060亿元。

以糖尿病为例，我国2013年糖尿病患病率高达11.6%，有超过1亿的糖尿病患者，我国糖尿病医疗支出2007年升至2000亿元，占总健康支出的18.2%，糖尿病累及多个脏器，并与多种慢性病相关，糖尿病及其相关的慢性病每年医疗支出在4000亿元以上。

人口老龄化、慢病年轻化的发展趋势，已经严重影响到居民的生活质量和身体健康，慢病管理刻不容缓。

二　慢病管理的多种载体

慢病管理是将健康管理应用到慢性病预防和控制中，为达到延缓病程，预防并发症，降低致残率、死亡率，促进健康，提高生活质量并降低医疗费用而实施的科学管理模式，可组织医护人员向患者提供全面、主动、连续的管理[1]。

前瞻产业研究院整理资料显示，未来中国市场上具有发展前景的三种慢病管理载体包括：独立的第三方专业慢病管理服务机构、依托药房的慢病管理以及以基础医疗为载体的慢病管理。三者的服务者不同，渠道不同，服务特长也不一样，分别依托健康管理师/教练、药剂师和全科医生进行服务。笔者认为，三者在不同程度上的结合能够更好地推动我国慢病管理的发展。

三　国内外慢病管理模式

慢性病是严重威胁我国居民健康的一类疾病，已成为影响国家经济社会发展的重大公共卫生问题。为加强慢性病的防控，国家从政策层面对慢病管理进行了倾斜，构建了符合我们居民健康状况的慢病管理模式。现阶段，国内的慢病管理模式可以分为慢病信息监测系统模式、社区慢病健康管理模式和社区慢病临床路径管理模式 3 种。

慢病管理模型（CCM）、慢性病自我管理计划模型（CDSMP）和慢性病创新照护框架（ICCC）是在世界范围内得到广泛认可和应用的 3 种慢病管理模型。学习国外慢病管理模式，对于我国推动慢病管理发展具有重要的借鉴意义。

四　“互联网 + 医疗”慢病管理模式

（一）实施意义

慢性疾病的特点是预防大于治疗，良好的日常管理对于疾病的发

① 王荣英、贺振银、赵稳稳、王雅依、张敏、孙萌萌：《慢性病管理研究进展》，《中国全科医学》2016 年 6 月 15 日。

生和控制有着非常重要的作用，可以提高患者的生活质量，进而预防并发症的发生。因此，慢病管理成为刚需。随着“互联网 + 智能设备”的不断普及，医疗的服务模式也发生了变化，传统的医患沟通模式正不断接受挑战。2015 年国务院颁布的《国务院关于积极推进“互联网 +”行动的意见》中指出充分利用互联网、大数据等手段推动便民惠民服务；2018 年 4 月国务院办公厅出台的《关于“互联网 + 医疗健康”的发展意见》又在多方面给出了互联网在医疗领域的具体应用方向与前景。如何更好地将医疗和“互联网 +”相融合、更好地实现便民惠民服务，也是政府和各个医疗机构共同探讨和研究的方向。“互联网 +”作为实现多种便民惠民服务的重要手段，在实现分级诊疗、医疗联合体、预约诊疗、就医引导、远程医疗、多学科联合诊疗、异地就医结算等服务中发挥着不可替代的作用。

随着互联网、物联网、云计算与大数据等技术的出现，以及智能手机等移动终端的普及，慢性病患者实现网络化、信息化管理已经成为发展趋势。

（二）实施案例

复旦大学附属上海市第五人民医院（以下简称上海五院），利用专业的糖尿病综合管理信息化平台实现对糖尿病患者在家庭、社区和中心医院的管理，可以为我国“互联网 + 慢病管理”的探索提供参考。

该院大部分病区已使用专业血糖信息化管理系统，并且已辐射到马桥、江川、吴泾社区卫生服务中心。社区患者只需通过联网血糖仪将测得的血糖数值上传到设置于上海五院内分泌科的“血糖管理中心”数据库，通过设定“危急值和警示值”，上海五院内分泌科就可以实时监控患者血糖，结合患者信息给予及时、快速的医嘱，从而实现医联体内糖尿病同质化管理。

血糖信息化管理系统既可以进行患者批量的危急值设定，也可以进行单个患者的危急值设定。上海五院采取主动的管理模式，社区患者测定血糖之后，数据直接上传到上海五院系统中，并以不同的颜色进行提醒；上海五院通过主动查看血糖异常患者情况并结合患者的医嘱信息，向社区医生下达建议医嘱；社区医生结合实际情况和建议医嘱，对患者进行治疗，实现患者的远程管理，增加患者的依从性。血糖信息化管理系统可以直接查看社区患者血糖，并用不同颜色对其进行标注，黄色代表高血糖，红色代表低血糖，通过不同颜色标识帮助医生快速找到血糖异常患者，提高工作效率。

五　民营医院“互联网 + 医疗”慢病管理模式

根据互联网时代的特点，医院不再竞争谁的既有规模大、过去的成就多，而是竞争在转折点，决胜在创新上。长期以来，民营医院为了吸引更多的患者，以扩大医院规模、增加资金投入等方式为竞争手段，虽然规模和设备有了发展，但医疗费用上涨、患者的满意度并没有提高，“看病难”“看病贵”的现状依然没有得到有效解决。所以民营医院应该与时俱进，借助信息化的手段充分挖掘自身优势，走个性化、差异化的服务路线，做自己的特色，进而形成口碑效应，从而扩大自身的影响力。笔者认为，民营医院应定位在慢病的预防、保健、医疗、康复及健康教育等方面；民营医院的“互联网 + 医疗”慢病管理模式可采取整合线上与线下资源的 O2O 模式。

考虑到医疗服务的特殊性和国家政策的相关要求，互联网医疗从线下发展到线上，在打通线上慢病管理通道的同时，与当地的三甲医院合作，实现分级分层管理。

案例介绍：河南大学附属郑州颐和医院（以下简称颐和医院）是由河南盛润控股集团和郑州市热力总公司投资 24 亿元，按照三级综合医院标准建设和管理，集医、教、研、防、康复、养老和健康管理于一体的大型非营利性综合医院。该医院的信息化建设走在全国民营医院的前列。

该医院建立了智慧医疗信息网络平台体系，目的是患者可用较短的等疗时间，支付基本的医疗费用，享受安全、便利、优质的诊疗服务，解决“看病难、看病贵”等问题。智慧型医院是高级别的医院信息化建设目标，其定义是以互联网信息技术为基础，向医院管理提供运营分析数据并辅助决策，为医护人员提供全方位诊疗信息资源并辅助诊疗，为患者提供多种途径的诊疗信息及改善就医体验；其目标是：医疗过程安全化、高效化，就诊体验便捷化、自主化，医疗管理标准化、数据化。具体做法与经验如下。

1. 全面信息化管理助力医疗质量提升

在院内管理中实施了“十三大系统”，即结构化电子病例系统、输血管理系统、临床路径系统、护理质量管理系统、影像归档和通迅系统、医院感染管理系统、移动医疗及护理系统、门急诊处方点评系统、实验室信息管理系统、不良事件上报管理系统、单病种管理系统、数字化病案管理系统以及糖尿病血糖闭环管理系统。

以糖尿病血糖闭环管理系统为例，其可以实现以下功能。①糖尿病患病率大数据分析。对首诊空腹血糖值进行数据管理，掌握医院内各科室血糖异常的分布情况，医院能够全息化掌握血糖异常者住院情况的大数据，并进行工作量的统计，为院方的数据决策提供依据，提高医院管理水平。建立起血糖异常主动会诊模式，通过联网式的床边血糖监测仪器，监测数据并及时上传后，改变传统的医护人员血糖监测和记录方式，减轻工作负荷，避免数据的漏报和失误，优化操作流程，及时有效地监测血糖值，实现全院血糖管理。②提高个体化血糖管理水平。医生针对网络管理后台主动推送的血糖异常者信息，进行全面数据分析，不断优化血糖控制的统计分析指标，利用大数据辅助临床规范化治疗。③全院血糖规范化管理。通过全院血糖信息化的实施，探索主动和被动管理对患者结局的影响，实现变科室糖尿病医生为全院糖尿病医生，缩短高血糖患者住院日，减少并发症的发生，实现以内分泌科为主导的全院血糖规范化管理。

院外糖尿病管理模式包括以下几个方面。①利用院外管理 App。通过血糖分析以及患者人数、测定次数等统计功能，更好地实现医院对院外患者的管理。患者可以通过患者端查看自己的血糖信息和相关大事件信息，生成血糖报告、图表并进行血糖次数和平均值的统计，以便患者快速了解自己的血糖情况。医生通过医生端查看患者的血糖信息、图表和相关大事件信息，与患者在线交流，对其进行远程指导；发现病情较重者，建议其住院治疗，从而变被动医疗为主动医疗。②同步使用血糖管理云平台（www. iglupad. com）。患者登录查看自己的血糖信息和相关大事件信息，生成血糖报告、图表并进行血糖次数和平均值的统计，便于快速了解自己的血糖情况，并可直接与医生沟通获取专业指导；医生通过患者列表了解患者血糖信息，并通过患者数量和高低血糖统计等功能对院外患者进行管理。永久存储院外患者的血糖数据，并与院内数据整合，实现患者院内、院外全病程追踪。建立完整的患者病例档案，为慢病管理和三级诊疗的实现奠定基础。

2. 制定明确的“互联网 + 慢病管理”发展目标

①建立健康档案管理系统。把体检系统前伸后延，包括体检前问卷调查系统、检后评估系统、体检系统、随访系统、人为干预系统。实现慢病患者的全病程跟踪管理。②建立医养结合系统。面向家居养老、社区养老、机构养老，突出“医”和“养”相融合的养老服务智能化系统，实现为养老体系提供包括诊疗、慢病防治、日常保健在内的可靠的医疗服务支撑。③建立以“居民健康卡”为标志的现代诊疗服务系统。引入支付手段多样化、全自助、全语言的新型服务模

式，方便百姓就医，提升医院诊疗效率；引入移动物联网技术，通过多类移动终端应用，打造方便快捷的便民、惠医的就医环境。④实现院内业务协同，院外跨地域信息共享。与周边社区医院、其他医院互通患者信息，实现患者可连续性就诊、病历共享。

笔者认为，国内民营医院可以吸取颐和医院的经验，结合自身发展战略，做好医院信息化建设；后期实现院内业务协同，院外跨地域信息共享。

六　民营医院慢病管理的机遇与挑战

在医疗资源供需不平衡的情况下，慢病的管理工作不可能单单依靠大医院的支持，更需要广大基层医疗机构包括民营医院的参与。与公立医院相比，民营医院的营销意识强、品牌意识高、团队合作能力强，更有利于开展“互联网 + 医疗”慢病管理模式。

民营医院若想有更好的发展，需认清形势，抓住机遇，主动作为，尽快融入新医改的大环境。民营医院若能更好地融入区域化医疗发展中，通过信息化建设发挥自身医疗资源优势，势必将为“互联网 + 医疗”的慢病管理模式提供更好的医疗资源及服务空间补充，并做出有益的尝试。相信在不久的将来，民营医院转型将成为热点，一些原本为民服务但利润较低的科室项目将进一步被挖掘。

民营医院应从聚焦单个慢病的管理（如糖尿病）向关注整个慢病管理转变。采用互联网思维为主要的设计原则和思路，整合互联网、移动应用（App）、物联监测终端、大数据、云计算等平台和技术，实现医院、社区、居民个人健康信息的共享，同时实现患者的全程跟踪管理。

在新医改及分级诊疗的大背景下，民营医院的作用越来越明显，找准自己的定位、建立自己的特色是民营医院生存和发展的基础。整合线上与线下资源的“互联网 + 慢病”模式是一条很好的出路，而且在患者慢病治疗的基础上实施健康管理、康复、养老服务是一条可持续发展的道路。

参考文献

[1] 王荣英、贺振银、赵稳稳、王雅依、张敏、孙萌萌：《慢性病管理研究进展》，《中国全科医学》2016 年 6 月 15 日。

B.8

我国民营医院医疗质量管理体系现况

马丽平　陈　晔*

摘　要： 为了解民营医院医疗质量体系现状，国家卫生健康委医院管理研究所和中国医院协会民营医院管理分会共同开展了我国民营医院医疗质量管理评价与研究。数据分析和实地调研结果显示，经济发达地区规模较大、建院时间较长的二级以上民营医院质量管理体系较为完善，二级以上民营医院与同级公立医院的医疗质量和安全整体指标差异不大；但从高技术与高风险医疗活动的质量和安全来看，民营医院与公立医院相比还有一定差距。

关键词： 民营医院　医疗质量　管理体系

民营医院是医疗服务领域中一支不可或缺的力量。在过去的10年中，随着国家政策的不断鼓励和引导，民营医院获得了长足的发展。民营医院虽然数量上已经超过公立医院，但是服务质量上仍与

---

* 马丽平，国家卫生健康委医院管理研究所研究员、所长助理，兼任医疗服务评价研究部、医疗质量管理研究部主任，国家卫生标准委员会医疗服务标准专业委员会秘书长，中国卫生信息学会健康医疗大数据医疗质量管理与监督专业委员会副主任委员，主要研究领域为医院管理和卫生政策；陈晔，国家卫生健康委医院管理研究所副研究员，医疗服务评价研究部副主任，临床医学硕士研究生，长期从事医院管理、医疗服务评价以及卫生政策相关研究。

公立医院有着显著的差距，患者对民营医院的医疗质量仍然存在广泛的质疑。为了解我国二级以上社会办医院医疗质量现状，以便为相关部门构建科学、有效的二级以上社会办医院医疗质量管理体系提出合理可行的政策建议，国家卫生健康委医院管理研究所联合中国医院协会民营医院管理分会开展了我国民营医院医疗质量管理体系现况研究。

本研究采用文献整理、现场调查、专题小组讨论的方法，收集分析39家二级民营综合医院、22家三级民营综合医院、68家二级公立综合医院和204家三级公立综合医院2017年共计1595.24万例住院病案首页；现场调研了北京3家民营二级综合医院和广东省5家民营三级综合医院，并与100余名上述医院的医疗质量管理人员进行了座谈交流。研究结果如下。

一　民营医院外部的医疗质量监管

（一）行政监管

区域医政年审与卫生监督依法开展的日常检查是对民营医院医疗质量进行行政监管的两种主要手段。《医疗质量管理办法》（中华人民共和国国家卫生和计划生育委员会令第10号）第六章监督管理第三十七到第四十二条明确指出：县级以上地方卫生计生行政部门负责对本行政区域医疗机构医疗质量管理情况的监督检查；组织或者委托专业机构，利用信息化手段开展第三方评估工作，定期在行业内发布评估结果；依托国家级人口健康信息平台建立全国医疗质量管理与控制信息系统，对全国医疗质量管理的主要指标信息进行收集、分析和反馈；建立医疗机构医疗质量管理激励机制；建立医疗机构医疗质量管理情况约谈制度；将医疗机构医疗质量管理情况和监督检查结果纳入医疗机构及其主要负责人考核的关键指标，并与医疗机构校验、医院评审、评价以及个人业绩考核相结合。考核不合格的，视情况对医疗机构及其主要负责人进行处理。

各地区医政医管对民营医院依法准入与执法检查的方法比较简单，针对国家卫生健康委新发布法律法规、规范化文件的培训较少，对民营医院造成“重检查轻指导”“公立医院与民营医院监管差异化”的错觉。目前，地区级卫生行政部门对民营医院评审的重视程度不高，工作依然十分薄弱，很多地区未将民营医院纳入评审和辅导的范畴。

（二）社会监督

2006 年 11 月 24 日，山东省济南医学会民营医院管理专业委员会作为首家民营医院省级医疗行业自律性组织成立。此平台的主要作用是，宣传国家卫生政策、卫生法律法规、部门规章和技术规范，促进民营医院规范发展[①]。2007 年，中国医院协会民营医院管理分会开始在全国开展“创建诚信民营医院”活动，其中将“建立落实社会监督制度”作为诚信民营医院的准入标准。在 2017 年印发的《北京市促进社会办医健康发展若干政策措施》（京政办发〔2017〕20 号）中也明确提出“加强行业自律。充分发挥行业协会在制定行业标准、规范市场秩序等方面的作用，支持其参与社会办医疗机构评价管理工作。支持行业协会建立全市社会办医疗机构服务信息系统，提供社会办医疗机构基本信息和能力信用等信息，方便群众合理选择就医。支持行业协会开展符合社会办医特点的服务能力和社会信用等级评价，探索将评价结果与基本医疗保险定点管理和政府资源配置等挂钩，鼓励商业保险应用评价结果”。除行业协会开展的第三方监督外，患者

① 王东：《首家民营医院的行业自律组织成立》，《山东医学》2007 年第 3 期。

和公众还可以通过新闻媒体、举报、投诉、第三方开展的社会满意度评价等方式对民营医院医疗行为实施监督。

二　医院内部医疗质量管理体系

医疗质量管理体系是由医院的质量方针和质量目标，以及为实现这些目标所涉及相关事物相互联系、相互制约而构成的一个有机整体。它把影响医院质量的技术、管理、人才和资源等因素综合起来，使之为了一个共同目标，在医院质量方针的引导下，相互配合、相互促进、相互运转。

（一）民营医院医疗质量管理体系结构

医疗质量管理体系分为三个层级，分别为院级质量管理、科级质量管理及各级医务人员个体管理，各层级行使医院赋予的不同范围与责任的质量管理职能①。根据《医疗质量管理办法》第九条“医疗机构医疗质量管理实行院、科两级责任制。医疗机构主要负责人是本机构医疗质量管理的第一责任人；临床科室以及药学、护理、医技等部门（以下称业务科室）主要负责人是本科室医疗质量管理的第一责任人”的要求，大多数民营医院设置医疗质量管理组织为三级架构，在二级架构前增加医疗质量管理委员会。个别医院实行四级医疗质量管理组织架构，在二级架构前增加医疗质量管理委员会，将科级医疗质量管理层面责任延伸到医务人员个人。

（二）民营医院医疗质量评价标准

民营医院为扩大医疗市场范围，根据自身对医疗市场范围的定

① 曹荣桂：《医院管理学》（第一版），人民卫生出版社，2003。

位，对医疗质量评价大部分选择《二级/三级综合医院评审标准》；个别选择 ISO 9001 质量管理体系评价标准，北京健宫医院于 2002 年成为北京市第一家通过 ISO 9001：2000 的医院；极少部分医院选择美国国际医疗机构认证联合委员会（Joint Commission International，JCI）标准。2003 年广东祈福医院首次通过 JCI 评审，是中国第一家通过 JCI 认证的医院。上海中医药大学附属龙华医院正式通过 JCI 初次评审，成为全球首家通过 JCI 学术型医学中心认证的中医医院。

（三）民营医院医疗质量控制过程

很多民营医院都能够制定质量目标，从医院到科室开展质量目标的逐级落实，逐级测量、评价与反馈。虽然各医院均存在医疗质量管理架构，但是由于质量管理标准选择、认知、测量与评价方法不一致，质量管理工作落实结果差距较大。

三　民营医院医疗不良事件评价

医疗不良事件是对医疗质量最直接的反应，是医疗质量评价的重要指标。目前，医疗不良事件主要源于医疗机构的主动上报，但当医疗机构平衡声誉、行政处罚与奖励结果时，此项工作上报大打折扣，民营医院更是如此。2017 年民营医院抽样填报发生医疗安全（不良）事件/错误报告显示：公立医院 12181 家，主动上报事件占总数的 92.92%；民营医院 18113 家，主动上报事件仅占总数的 7.08%。在抽样医院主动报告的医疗不良事件中，三级公立医院 188257 例（60.31%），二级公立医院 92972 例（29.79%），三级民营医院 11699 例（3.75%），二级民营医院 19191 例（6.15%）。三级、二级公立医院与三级民营医院医疗不良事件排在第一位的均为“药品使用与管理错误”，而二级民营医院为“病历与其他诊疗记录文件书写与使用错误”。由此可知，民营医院对医疗不良事件报告重视程度不足，一旦发生医疗纠纷，由于“病历与其他诊疗记录文件书写与使用错误”，技术事故与责任事故风险较大。

四 8家民营医院医疗质量管理体系状况分析

本研究通过现场调查的方式对8家民营医院医疗质量管理体系进行了研究，并从组织结构、管理体系、管理实施、管理工具和信息化建设等几个方面对其进行分析。

（一）医疗质量管理组织

调研的8家医院均能够比较规范地按照综合医院评审的要求构建“院级医疗质量管理委员会、医院质量控制的职能部门和科室质量控制小组”三级医疗质量管理组织，并由董事长、院长或副院长担任医疗质量管理委员会的主任委员。医疗质量管理委员会的职责包括：制订年度质量工作计划、质量例会制度，形成质量文件，层层落实责任，进行质量检查，每年召开4～12次质量与安全会议等。少数医院有独立的医疗质量管理办公室，大部分医院将其设在医务处下。职能部门的主要职责包括每年开展2～12次医疗质量与安全检查评估、对业务科室开展2～12次培训指导等。科室质量控制小组由科主任、护士长、责任医师、责任护士等3～4人组成，负责每年开展至少12次科室内部质量检查、每年召开至少12次质量改进会议、开展质量与安全管理培训，以及每年进行至少12次质量与安全指标分析等。

（二）医疗质量管理标准体系

为规范医疗质量管理与扩大医疗市场，8家民营医院均比较重视医疗质量管理体系建设。8家医院中有3家通过了美国JCI评审。其中，广东祈福医院在2003年首次通过JCI评审，是我国第一家通过JCI评审的医院；之后该院4次通过JCI复审，在医疗质量标准化与国际接轨方面发挥了行业引领作用。暨南大学附属复大肿瘤医院根据第五版JCI医院评审标准，完善了从“病人安全的国际目标”到“信息管理”14项标准的300多份医疗文书。北京长峰医院自2011年至今一直使用国际标准化组织（International Organization for Standardization，ISO）9001族质量标准体系进行质量管理的认证。医院聘请专业的质量认证公司对全院人员进行ISO 9001质量标准的培训，认证公司依照标准每年对医院进行两次审核，每两年更换一次报表。所有医院均按照当地医院评审或医疗管理检查的要求制定本院质量指标，科级指标从70个到111个不等，并按照要求参加评审和检查。有的医院也会出现虽然能够通过JCI复审，但医院评审结果不理想的情况。此种问题的存在可能与国际标准和我国医院评审标准在关注重点和检查粗细程度上的差异有关，提示民营医院在追求与国际标准对接的同时，必须首先将国家的医院评审标准落实到位。

（三）医疗质量持续改进

8家医院均严格遵守首诊负责制、三级查房制、会诊制度、分级护理制度等18项医疗质量安全核心制度，并将核心制度运用在实际工作中。医院职能部门通过开展各自领域针对质量的定期检查，以及召开例会与日常巡查相结合的方式，发现工作中存在的质量管理问题，并能够应用基本质量管理工具持续改进。8家医院均鼓励员工主动上报医疗安全（不良）事件，临床路径管理率为 22.4% ~ 38.77%，平均达到 25%。除常规质控工作外，有些医院创新方式方法，取得了较好的效果。例如，北京市朝阳区桓兴肿瘤医院通过项目管理的方式督促员工主动进行医疗质量的持续改进。项目可以由普通员工发起，按照医疗、护理、管理领域分类，内容涉及医院学科建设、医疗质量和安全、客户员工感受、医院管理等。员工在项目开展过程中充分利用海恩法则、奶酪原理、根本原因分析、PDCA 等医院管理的理论和工具，解决实际问题。项目经过评审合格后可以获得一定的项目经费，每年医院用于项目管理的经费为几十万元。通过项目管理的开展，医院充分发挥了员工的主人翁精神，不断发现和改进业务中的问题，实现了管理的持续改进。

8 家医院虽然能够应用 PDCA、品管圈等质量管理工具进行质量的持续改进，但是临床路径、单病种质量控制、全面质量管理等现代化的质量控制方法和手段应用并不完善，临床路径管理率偏低，单病种质量控制、全面质量管理等理论与实践运用都未开展。在质量管理工具的应用方面，除了 2 家医院能够用到 PDCA、品管圈、根本原因分析、灾害脆弱性分析、失效模式与效应分析这 5 种工具外，其余医院在实际工作中只运用了 PDCA、品管圈 2 种。

（四）医疗质量管理信息化

由于资金投入不足，民营医院医疗质量管理信息化建设普遍比较落后，医疗质量信息在院内碎片化，无纸化病历与智慧化病案推送工作延迟。大多数民营医院对《三级综合医院评审标准》（2011 年版）和《二级综合医院评审标准》（2012 年版）第七章日常统计学评价数据不能实时提取，与国家卫健委信息统计中心进行年度医疗机构医疗质量相关信息对接时困难较大，与《2018—2020 年进一步改善医疗服务行动计划》的要求差距较大。8 家医院中仅有 1 家信息化建设较为先进，能够自动收集医疗质量相关数据并进行初步分析、辅助决策；有3家医院建立了医疗质量相关数据库，能够进行部分指标的自动收集统计，但大部分指标还需要通过手工填报的方式收集；其余5家医院的信息系统仅局限于财务和基本医疗服务流程管理，不能够为医院的医疗质量管理工作提供技术支撑。

（五）质量管理结果应用

8家民营医院均将质量管理的结果纳入人员的绩效评价，医院根据质控数据的达标情况给予经济奖励或惩罚，有力推动了质量管理制度的落实。如某医院所属集团将其管辖的各医院质量管理的结果与绩效考核相挂钩，制定奖惩措施。集团公司对于全年考核得分前三名的医院分别给予一、二、三等优秀质量奖，奖金最高达6万元；对于得分排名倒数的医院将给予扣除院长年底70%绩效工资甚至免职的处罚。获奖医院将对医疗质量管理委员会各成员履职情况和在医疗质量管理工作中取得突出成绩的员工进行奖励。另一家医院质量管理的奖励主要通过项目评比的方式实现，集团每年组织质量管理相关的评比活动，最高奖励达6万元。

（六）人员培训与人员流动性

8家医院均非常重视员工的继续教育和专业化培训，每年医务部、护理部、质控部、人力资源部分别针对不同执业人群组织开展10~20次专业化的培训，以不断提高员工的专业知识、技术水平和职业素养。如北京长峰医院重点培训员工的标准化操作技术规范，45岁以内的医生、40岁以内的护士每年要参加三基（基础理论、基础知识、基本技能）考试，对合格人员给予绩效奖励。北京健宫医院为每位员工制订发展规划，按照要求开展住院医师规范化培训，每年由医院质管部和人力资源部组织的医疗质量管理工具应用等培训的数量高达上百次。北京市朝阳区桓兴肿瘤医院采用管理集训班、实地参观大型企业技术操作流水线、定期座谈等方式开展质量管理培训，同时以晨读、读书会、参观博物馆、举办瑜伽班等形式加强医学人文教育，强化医院文化建设。

虽然民营医院重视人员培训，但是其普遍面临着人员流动性大的问题。民营医院与公立医院在职称晋升、人员待遇、职位稳定性方面均存在差距，成熟技术人才流动性大。8 家医院的医师离职率为 7.8% ~27.78%，平均为 16.8%，护士离职率为 7.9% ~32.38%，平均为 22.6%，远高于公立医院 5% ~10% 的水平。成熟技术人员的流失给医院的医疗质量管理带来了困难，增加了业务开展和管理培训的成本，也为医院的可持续发展造成障碍。

五 民营医院医疗质量管理类指标评价结果

通过分组分析二/三级民营医院和公立医院医疗质量、患者安全、服务效率、重点疾病和重点手术的相关指标得知，尽管民营医院与公立医院样本量相差较大，民营医院整体指标较优，但在高技术、高风险相关的医疗质量与患者安全方面，民营医院的测量结果不如公立医院，手术风险性高。医院数据分组情况见表 1，具体指标见表 2，数据结果见附件。

表 1 数据分组情况

单位：家，例

分组	医院(综合)	数量	医院(综合)	数量	病例数
第一组	二级民营	39	二级公立	68	2476839
第二组	二级民营	39	三级民营	22	1104382
第三组	三级民营	22	三级公立	68	12371137

表2　分析指标情况

<table>
<tr><th>序号</th><th>分类</th><th colspan="2">具体指标</th></tr>
<tr><td>1</td><td>出院患者情况</td><td colspan="2">出院患者人次、手术患者出院人次</td></tr>
<tr><td rowspan="2">2</td><td rowspan="2">医疗质量</td><td>住院死亡类</td><td>患者住院死亡率、手术患者住院死亡率</td></tr>
<tr><td>重返类</td><td>患者出院 2～31 天内再住院率</td></tr>
<tr><td>3</td><td>患者安全</td><td colspan="2">手术患者与手术操作相关并发症发生率、手术患者肺部感染发生率、手术患者肺栓塞发生率</td></tr>
<tr><td>4</td><td>医疗服务效率</td><td colspan="2">患者出院当天再住院率、出院患者平均住院日、出院患者平均住院费用</td></tr>
<tr><td>5</td><td>6 类重点疾病</td><td colspan="2">患者住院死亡率、出院 2～31 天内再住院率、出院当天再住院率、出院患者平均住院日、出院患者平均住院费</td></tr>
<tr><td>6</td><td>4 类手术情况</td><td colspan="2">患者住院死亡率、出院 2～31 天内再住院率、手术患者术后重返手术室再次手术发生率、出院当天再住院率、出院患者平均住院日、出院患者平均住院费</td></tr>
</table>

注：6 类重点疾病包括急性心肌梗死、脑出血与脑梗死、心力衰竭、创伤性颅脑损伤、社区获得性肺炎（成人）、慢性阻塞性肺疾病；4 类手术包括颅脑手术、经皮冠状动脉介入治疗、冠状动脉旁路移植术、髋膝关节置换术。

（一）二级民营医院与二级公立医院重点疾病医疗质量比较

二级民营医院整体指标优于二级公立医院，但是民营医院心血管与肺部疾病、心血管介入与心外科重大手术患者死亡率均高于公立医院。

在总体医疗质量和患者安全的 6 个指标中，民营医院手术患者手术并发症发生率与公立医院持平，其余指标均略优于公立医院。

在 6 个重点疾病的 30 个指标方面，民营医院有 12 个指标低于公立医院，其他指标与公立医院相比略优或持平。其中，民营医院急性心肌梗死、心力衰竭、慢性阻塞性肺疾病死亡率高于公立医院，脑出血与脑梗死、心力衰竭、慢性阻塞性肺疾病平均住院日略长于公立医院，心力衰竭和创伤性颅脑损伤的单病种住院费低于公立医院。

在4个重点手术的24个指标方面，民营医院有10个指标低于公立医院，其他指标与公立医院相比略优或持平。民营医院经皮冠脉介入治疗死亡率明显高于公立医院；髋膝关节置换术重返手术室的发生率高于公立医院，其他指标优于公立医院；冠状动脉旁路移植术的6项指标均低于公立医院或与公立医院持平。

（二）二级民营医院与三级民营医院重点疾病医疗质量比较

三级民营医院大部分重点疾病与部分重点手术死亡率、单病种费用高于二级民营医院，经皮冠状动脉介入治疗、冠状动脉旁路移植术死亡率与工作效率低于二级民营医院。

在总体医疗质量和患者安全的6个指标中，二级民营医院的指标均优于三级民营医院。

在6个重点疾病的30个指标方面，二级民营医院有7个指标低于三级民营医院，其余指标均优于三级民营医院。三级民营医院重点疾病死亡率与单病种费用明显高于二级民营医院。

在4个重点手术的24个指标方面，二级民营医院有5个指标低于三级民营医院，其余指标均优于三级民营医院。在颅脑手术、髋膝关节置换术方面，三级民营医院住院患者死亡率高于二级民营医院；在经皮冠状动脉介入治疗、冠状动脉旁路移植术方面，二级民营医院住院患者死亡率明显高于三级民营医院。除髋膝关节置换术外，三级民营医院比二级民营医院平均住院日长、医疗费用高。

（三）三级民营医院与三级公立医院重点疾病医疗质量比较

三级民营医院与三级公立医院比较，两者重点疾病死亡率差距不明显，三级民营医院出院后2～31天再住院率较高，但工作效率与单病种费用较优。三级民营医院所有重点手术死亡率均高于三级公立医院。

在总体医疗质量和患者安全的6个指标中，三级民营医院有2个指标低于三级公立医院，其余指标优于三级公立医院或持平。

在6个重点疾病的30个指标方面，三级民营医院有9个指标低于三级公立医院，其余指标均优于三级公立医院。急性心肌梗死、心力衰竭、慢性阻塞性肺疾病的三级民营医院死亡率高于三级公立医院，三级民营医院有4个疾病的出院2～31天内再住院率高于三级公立医院。三级民营医院有5个疾病的平均住院日和住院费用较同级公立医院为优。

在4个重点手术的24个指标方面，三级民营医院有14个指标低于三级公立医院，有10个指标优于三级公立医院。从所有重点手术患者住院死亡率来看，三级民营医院明显高于三级公立医院；三级民营医院有3种手术的平均住院日长于同级公立医院，有3种手术的平均费用低于同级公立医院，其他指标差别不大。

六　我国民营医院医疗质量管理相关建议

（一）完善民营医院准入机制中的医疗质量管理要求

目前，根据《医疗机构管理条例》的要求，无论是二级还是三级民营医院，准入仅需一定的设备设施、必备的医务人员以及相关医院管理制度，对医疗质量与医疗安全指标、医院医疗质量管理体系、医疗服务过程制度的执行、是否符合诊疗指南、患者安全管理、疾病诊断治疗结果、医疗保险管理机构、社会第三方评价、患者满意度等都无要求。通过本次质量与安全指标分析可见，民营医院重点疾病与重点手术总体死亡率高于公立医院，而这部分指标是医疗质量管理的重点。因此，建议卫生行政部门在医疗机构准入条件方面增加对医疗质量管理体系、医疗服务过程制度的执行，以及医疗行为是否符合诊疗指南、患者安全管理、疾病诊断治疗结果等指标的要求，引导医院重视医疗质量与医疗安全，扭转医院过度控制成本、盲目追求工作效率指标，甚至违背科学，不顾患者实际需求而将其推出医院的做法。

（二）坚持以医院评审为民营医院晋级与退出基本条件

2010 年，国务院办公厅转发了《关于进一步鼓励和引导社会资本举办医疗机构意见的通知》（国办发〔2010〕58 号），明确了民营医院在准入、执业、税收、监管等各方面与公立医院同等的地位。之后，各级政府又结合实际，制定和完善了鼓励引导社会资本举办医疗机构的实施细则和配套文件，以推动社会资本办医。政策的支持为民营医院的发展创造了良好的外部环境，而经营和治理不善或违法违规的民营医院也会面临退出市场的境遇。建立民营医院退出机制，可以进一步完善医疗市场管理，鼓励守法经营，加强法制建设，保障公平竞争。在 1994 年颁发、2017 年修订的《医疗机构管理条例实施细则》中，明确规定了吊销《医疗机构执业许可证 》的相关情形，并提出“国家实行医疗机构评审制度，对医疗机构的基本标准、服务质量、技术水平、管理水平等进行综合评价。医疗机构评审委员会在对医疗机构进行评审时，发现有违反条例和本细则的情节，应当及时报告卫生计生行政部门”。按照《医疗机构管理条例》规定，民营医院也应当定期参加医院评审，但并未将评审结果与医院的退出条件挂钩。实际情况是，各地对民营医院评审工作重视程度不一，很多地区民营医院并未被纳入医院评审体系。民营医院监管仅仅依靠年审和卫生监督部门的常规检查。相较于上述监管手段，医院评审更加系统全面，更能体现医院的医疗技术、医疗质量和患者安全情况。当前，民营医院的数量已经超过公立医院，应提升管理要求，将医院评审的结果作为民营医院晋级与退出的基本条件，引导民营医院重视质量，持续提升管理和服务水平，而不是仅仅守住不违法的底线。

（三）建立民营医院医疗质量社会第三方评价与商誉机制

社会第三方对医疗机构医疗服务质量满意度评价是一种科学、客观的评价方法。20 世纪 50 年代，西方开始从激烈市场竞争角度衍生出企业对顾客服务满意度的关注。延续到 90 年代时，Ware 研究的 PSQ 量表，从服务可及性、资金花费、资源可利用性、医疗服务连续性、医疗人员个人能力与品质、医务人员人道主义、总满意度、保健效力共八维度进行患者满意度评价①。第三方评价机构主要包括政府相关部门和“理性评价组织”。政府相关部门即指医疗卫生行政部门、卫生监管部门、医疗纠纷调解部门、政府司法部门、行业学会等；掌握科学评价体系的“理性评价组织”是指组织专业人员、社会相关人员与专家等对医疗机构医疗服务过程与结果进行评价的社会专业评价机构。目前我们国家在此方面尚有不足，如组织设立无标准、对专家无统一的评价资质审核等，这就造成一些评价组织对医院内部做的服务满意度评价过程不科学，可信度不高，无实际意义。尽管 2019 年 2 月印发的《2019 年国家随机监督抽查计划的通知》（国卫办监督函〔2019〕110 号）中将“医疗卫生机构预防接种管理、传染病疫情报告和疫情控制、消毒隔离措施落实”等内容列为抽查内容，并将评价结果纳入日常管理措施中，与医疗机构不良行为记分、等级评审、校验、医疗卫生机构绩效评价、规范化基层医疗机构评审等工作相衔接，但这依然为临时性措施，不是常态化机制。因此，为进一步促进民营医院医疗质量的发展，应培育具有公信力的第三方评价组织，并全面开展民营医院质量评价工作，同时制定评审员准入标准和考核标准，保障评价的同质性和公平性。

---

① 钱宇、王小合、陈雅静等：《医疗服务患者满意度研究进展与问题思考》，《中国卫生事业管理》2015 年第 2 期。

（四）加强民营医院医疗质量体系建设标准化

目前我国民营医院医疗质量管理体系参差不齐，出于对自身与国际接轨的要求，有的医院执行美国JCI标准，有的医院执行ISO 9001标准、医疗机构卓越绩效管理标准等。按照《医疗机构管理条例》的要求，我国医疗机构无论是公立的还是民营的首先应遵守的是各级各类医院评审标准，应统一按照医院评审标准要求的医疗质量管理体系搭建内部管理体系。事实上，通过国际标准体系的评价并不能代替国内医院评审。应将通过医院评审作为我国民营医院的准入条件，引导民营医院关注医院评审，促进其内部医疗质量体系建设的标准化。

民营医院医疗质量指标缺乏标准化也是当前亟须解决的问题。各个民营医院对医疗质量指标应用不统一，主要与民营医院不同阶段发展和拓展方向有关。但是医疗机构面对的是患者生命安全，医疗质量标准本身与医院性质和级别无关。建议将近期国务院办公厅下发的《关于加强三级公立医院绩效考核工作的意见》（国办发〔2019〕4号）中提出的“功能定位、质量安全、合理用药、服务流程”等24项指标作为三级民营医院医疗质量标准化评价要素之一，促进民营医院之间、民营与公立医院之间质量水平的趋同。

（五）运用多元化的医疗质量管控措施

《医疗质量管理办法》中提到“医疗机构及其医务人员应当遵循临床诊疗指南、临床技术操作规范、行业标准和临床路径等有关要求开展诊疗工作，严格遵守医疗质量安全核心制度，做到合理检查、合理用药、合理治疗”“医疗机构应当熟练运用医疗质量管理工具开展医疗质量管理与自我评价”“医疗机构应当加强单病种质量管理与控制工作”。由此可见，国家卫生健康行政部门要求医疗机构在医疗质量管控工作中运用现代化、科学、有效的管理方法和技术手段，以达到全面精细化管理。据不完全统计，截至2017年第一季度，全国近7000家公立医院开展了临床路径管理工作，占全国公立医院的88.5%。建议民营医院在医疗质量管控工作中充分利用临床路径、全面质量管理、单病种质量控制、疾病诊断相关分组绩效评价等科学方法，并且熟练运用医疗质量管理工具开展医疗质量管理与自我评价，使医院医疗服务质量、安全和效率得到进一步保障和提升。

（六）促进民营医院信息化建设与互联互通

通过医院信息系统，可以紧抓医疗过程中的环节质量，做到及时预测、监控、警示和纠正，从医疗质量实时监控、工作流程辅助和管理决策分析等方面予以提示、警告和预防，有效提高医疗质量管理的监督力度，促进医疗质量的持续改进①。建设高效先进的医院信息系统已经成为医院走向现代化管理的必然选择。民营医院信息化建设落后的原因多为其领导认为公立医院的信息化建设有政府给予足够的资金支持，民营医院信息化建设需要自掏腰包，不是合理的投资，从而缺少大量的资金投入和先进的技术支撑②。建议政府加大对民营医院信息化建设的政策及资金扶持力度，给予民营医院与公立医院同等的待遇，将其纳入区域卫生信息平台建设的范围，实现信息数据的互联互通，资源共享。同时，民营医院的管理者要提高信息化意识，争取资金投入，努力构建医院信息化管理系统和平台，有效简化工作流程，规范医院管理模式，提高医院的经济效益和服务水平。

① 叶恬恬、王勤关、王晓幸等：《利用医院信息系统加强医疗质量监控与管理》，《中华医院管理杂志》2009年第4期。

② 黄然、苏繁兴、周小湖：《探析某市民营医院信息化建设现状及发展对策》，《科技创新导报》2018年第15期。

（七）构建人才保障体系

人才的数量与质量是民营医院发展的关键要素之一[①]。鉴于民营医院技术类员工的离职率偏高，并且引入低端人才较多的现状，医院要构建人才保障体系，在引进人才的同时留住人才。其一，医院要通过拓宽渠道积极引进专业技术精湛的优秀人才并予以重视，加快培养；其二，建立科学的薪酬体系和公平、合理的绩效考核制度，注重科研项目创新，构建员工创新激励机制[②]；其三，注重员工职业生涯规划，加强继续教育和专业化培训，加强企业文化建设，营造适合人才发展的环境，加强人才梯队建设，充分发挥员工的工作积极性和主人翁意识。此外，医院可以主动寻求与医药类大学合作的机会，聘请大学教授为员工授课，定期邀请专家到医院指导医疗、教学和科研工作，并对医院提供知识、技术、人才和品牌建设等方面的支持；鼓励更多医院内资深专家成为研究生导师，培养优秀的专业技术人才，丰富医院的人才储备[③]。通过有效的激励措施，逐步解决民营医院人才缺乏和人才流失的难题。

参考文献

［1］王东：《首家民营医院的行业自律组织成立》，《山东医学》2007年第3期。

① 谢俊峰：《新形势下医院政工人员适应改革需要思路分析》，《中国科技博览》2014年第1期。

② 王双苗：《公立医院人力资源与薪酬体系的优化整合》，《医学信息》（中旬刊）2011年第2期。

③ 郭音彤：《基于SERVQUAL的广东省某民营医院服务质量研究》，广州中医药大学硕士学位论文，2014。

［2］曹荣桂：《医院管理学》（第一版），人民卫生出版社，2003。
［3］钱宇、王小合、陈雅静等：《医疗服务患者满意度研究进展与问题思考》，《中国卫生事业管理》2015 年第 2 期。
［4］叶恬恬、王勤关、王晓幸等：《利用医院信息系统加强医疗质量监控与管理》，《中华医院管理杂志》2009 年第 4 期。
［5］黄然、苏繁兴、周小湖：《探析某市民营医院信息化建设现状及发展对策》，《科技创新导报》2018 年第 15 期。
［6］谢俊峰：《新形势下医院政工人员适应改革需要思路分析》，《中国科技博览》2014 年第 1 期。
［7］王双苗：《公立医院人力资源与薪酬体系的优化整合》，《医学信息》（中旬刊）2011 年第 2 期。
［8］郭音彤：《基于 SERVQUAL 的广东省某民营医院服务质量研究》，广州中医药大学硕士学位论文，2014。

附件　民营医院医疗质量类指标监测基础数据

表 1　第一组　39 家民营二级综合医院和 68 家公立二级综合医院资料

一级指标	二级指标	民营二级综合医院	公立二级综合医院
一、患者住院死亡类			
1. 患者住院死亡	住院人次	449726	2027113
	死亡人次	1446	7105
	住院死亡率(%)	0.32	0.35
2. 手术患者住院死亡情况	手术患者出院人次	104785	408669
	死亡人数(人)	87	657
	手术患者死亡率(%)	0.08	0.16
二、重返类指标			
1. 患者出院 2～31 天内再住院率	患者出院人次	448280	2020008
	患者出院 2～31 天内再住院人次	17248	85283
	患者出院 2～31 天内再住院率(%)	3.85	4.22
2. 手术患者术后重返手术室再次手术发生率	信息化未能提取	—	—
三、患者安全类指标			
1. 手术患者与手术操作相关并发症发生率	手术患者出院人次	104785	408669
	手术患者手术操作相关并发症发生人次	1313	3922
	发生率(%)	1.25	1.25
2. 手术患者肺部感染发生率	手术患者肺部感染发生人次	33	229
	发生率(%)	0.03	0.06
3. 手术患者肺栓塞发生率	手术患者肺栓塞发生人次	0	12
	发生率(%)	0.00	0.03
四、医疗服务效率类指标			

续表

一级指标	二级指标	民营二级综合医院	公立二级综合医院
1. 患者出院当天再住院率	患者出院人次	448280	2020008
	再住院人次	—	—
	再住院率(%)	—	—
2. 出院患者平均住院日	患者出院人次者出院人次	449726	2027113
	平均住院日(天)	—	—
3. 出院患者平均住院费	平均住院费	—	—
五、重点疾病各类指标情况			
1. 急性心肌梗死			
(1)住院死亡率	患者出院人次	749	8103
	死亡人数(人)	37	353
	出院患者死亡率(%)	4.94	4.36
(2)患者出院2~31天内再住院率	患者出院人次	712	7750
	再住院人次	6	134
	再住院率(%)	0.84	1.73
(3)患者出院当日再住院率	再住院率人次	1	19
	再住院率率(%)	0.14	0.25
(4)出院患者平均住院日	平均住院日(天)	7.54	8.68
(5)单病种平均医疗费用	单病种平均住院费用(元)	13656	18478
2. 脑出血与脑梗死			
(1)住院死亡率	患者出院人次	31410	121874
	死亡人数(人)	210	820
	住院患者死亡率(%)	0.67	0.67
(2)患者出院2~31天内再住院率	再住院人次	1152	2500
	再住院率(%)	3.69	2.07
(3)患者出院当日再住院率	再住院人次	483	842
	再住院率(%)	1.55	0.70
(4)出院患者平均住院日	平均住院日(天)	11.46	10.42
(5)单病种平均住院费用	单病种平均住院费用(元)	7867	8818
3. 心力衰竭			

续表

一级指标	二级指标	民营二级综合医院	公立二级综合医院
(1)住院死亡率	患者出院人次	20683	149154
	死亡人数(人)	298	1884
	住院患者死亡率(%)	1.44	1.26
(2)患者出院2~31天内再住院率	再住院人次	1292	9691
	再住院率(%)	6.34	6.58
(3)患者出院当日再住院率	再住院人次	144	939
	再住院率(%)	0.71	0.64
(4)出院患者平均住院日	平均住院日(天)	10.82	9.02
(5)单病种平均住院费用	单病种平均住院费用(元)	7896	7632
4. 创伤性颅脑损伤			
(1)住院死亡率	患者出院人次	5258	25322
	死亡人数(人)	80	567
	住院患者死亡率(%)	1.52	2.24
(2)患者出院2~31天内再住院率	再住院人次	21	93
	再住院率(%)	0.41	0.38
(3)患者出院当日再住院率	再住院人次	4	44
	再住院率(%)	0.08	1.18
(4)出院患者平均住院日	平均住院日(天)	10.18	10.98
(5)单病种平均住院费用	单病种平均住院费用(元)	11304	11171
5. 社区获得性肺炎(成人)			
(1)住院死亡率	患者出院人次	5862	20956
	死亡人数(人)	54	258
	住院患者死亡率(%)	0.92	1.23
(2)患者出院2~31天内再住院率	再住院人次	63	302
	再住院率(%)	1.08	1.46
(3)患者出院当日再住院率	再住院人次	39	86
	再住院率(%)	0.67	0.42
(4)出院患者平均住院日	平均住院日(天)	9.01	9.14
(5)单病种平均住院费用	单病种平均住院费用(元)	6188	7588

续表

一级指标	二级指标	民营二级综合医院	公立二级综合医院
6. 慢性阻塞性肺疾病			
(1)住院死亡率	患者出院人次	18468	50991
	死亡人数(人)	97	187
	住院患者死亡率(%)	0.53	0.37
(2)患者出院2~31天内再住院率	再住院人次	1123	2547
	再住院率(%)	6.11	5.01
(3)患者出院当日再住院率	再住院人次	50	175
	再住院率(%)	0.27	0.34
(4)出院患者平均住院日	平均住院日(天)	9.51	9.34
(5)单病种平均住院费用	单病种平均住院费用(元)	6502	7225
六、重点手术指标			
1. 颅脑手术			
(1)住院死亡率	患者出院人次	1359	5386
	死亡人数(人)	48	351
	住院患者死亡率(%)	3.53	6.52
(2)患者出院2~31天内再住院率	再住院人次	7	12
	再住院率(%)	0.53	0.24
(3)患者术后重返手术室再次手术发生率	手术次数	1229	6241
	重返手术室再次手术人次	86	414
	重返手术室再次手术发生率(%)	7.00	6.63
(4)出院患者当日再住院率	出院患者当日再住院人次	1	4
	出院患者当日再住院率(%)	0.08	0.08
(5)出院患者平均住院日	平均住院日(天)	16.34	18.19
(6)单病种平均住院费用	单病种平均住院费用(元)	38905	41279
2. 经皮冠状动脉介入治疗			
(1)住院死亡率	患者出院人次	562	3298
	死亡人数(人)	12	18
	住院患者死亡率(%)	2.14	0.55

续表

一级指标	二级指标	民营二级综合医院	公立二级综合医院
(2)患者出院 2～31 天内再住院率	再住院人次	1	41
	再住院率(%)	0.18	1.25
(3)患者术后重返手术室再次手术发生率	手术次数	7	12
	重返手术室再次手术人次	0	1
	重返手术室再次手术发生率(%)	0	1.65
(4)出院患者当日再住院率	出院患者当日再住院人次	0	0
	出院患者当日再住院率(%)	0	0
(5)出院患者平均住院日	平均住院日(天)	7.82	9.91
(6)单病种平均住院费用	单病种平均住院费用(元)	32898	47549
3. 冠状动脉旁路移植术			
(1)住院死亡率	患者出院人次	42	274
	死亡人数(人)	2	3
	住院患者死亡率(%)	4.76	1.09
(2)患者出院 2～31 天内再住院率	再住院人次	40	271
	再住院率(%)	0	0
(3)患者术后重返手术室再次手术发生率	手术次数	48	293
	重返手术室再次手术人次	2	8
	重返率(%)	4.17	2.73
(4)患者出院当天再住院率	当天再住院率(%)	0	0
(5)平均住院日	平均住院日(天)	20.12	11.56
(6)出院患者平均费用(元)	出院患者平均费用(元)	68258	47097
4. 髋膝关节置换术			
(1)住院死亡率	患者出院人次	399	2228
	死亡人数(人)	0	2
	住院患者死亡率(%)	0	0.09
(2)患者出院 2～31 天内再住院率(%)	再住院人次	1	3
	再住院率(%)	0.25	0.13

续表

一级指标	二级指标	民营二级综合医院	公立二级综合医院
(3)患者术后重返手术室再次手术发生率	手术次数	375	2246
	重返手术室再次手术人次	4	33
	重返率(%)	1.07	1.47
(4)患者出院当天再住院率	当天再住院率(%)	0	0
(5)平均住院日	平均住院日(天)	18.98	19.14
(6)出院患者平均费用	出院患者平均费用(元)	37135	42499

表 2　第二组　39 家民营二级综合医院和 22 家民营三级综合医院资料

一级指标	二级指标	民营二级综合医院	民营三级综合医院
一、患者住院死亡类			
1. 患者住院死亡	住院人次	449726	654656
	死亡人次	1446	3874
	住院死亡率(%)	0.32	0.59
2. 手术患者住院死亡情况	手术患者出院人次	104785	166979
	死亡人数(人)	87	378
	手术患者死亡率(%)	0.08	0.23
二、重返类指标			
1. 患者出院 2～31 天内再住院率	患者出院人次	448280	650782
	患者出院 2～31 天内再住院人次	17248	35474
	患者出院 2～31 天内再住院率(%)	3.85	5.45
2. 手术患者术后重返手术室再次手术发生率	信息化未能提取	—	—
三、患者安全类指标			

续表

一级指标	二级指标	民营二级综合医院	公立二级综合医院
1. 手术患者与手术操作相关并发症发生率	手术患者出院人次	104785	166979
	手术患者手术操作相关并发症发生人次	1313	4638
	发生率(%)	1.25	2.78
2. 手术患者肺部感染发生率	手术患者肺部感染发生人次	33	165
	发生率(%)	0.03	0.10
3. 手术患者肺栓塞发生率	手术患者肺栓塞发生人次	0	10
	发生率(%)	0.00	0.06
四、医疗服务效率类指标			
1. 患者出院当天再住院率	患者出院人次	448280	2020008
	再住院人次	—	—
	再住院率(%)	—	—
2. 出院患者平均住院日	平均住院日(天)	—	—
3. 出院患者平均住院费	平均住院费(元)	—	—
五、重点疾病各类指标情况			
1. 急性心肌梗死			
(1)住院死亡率	患者出院人次	749	2997
	死亡人数(人)	37	148
	出院患者死亡率	4.94	4.94
(2)患者出院2~31天内再住院率	患者出院人次	712	2849
	再住院人次	6	49
	再住院率(%)	0.84	1.72
(3)患者出院当日再住院率	再住院率人次	1	7
	再住院率率(%)	0.14	0.25
(4)出院患者平均住院日	平均住院日(天)	7.54	8.81
(5)单病种平均医疗费用	单病种平均住院费用(元)	13656	36438
2. 脑出血与脑梗死			

续表

一级指标	二级指标	民营二级综合医院	公立二级综合医院
(1)住院死亡率	患者出院人次	31410	39391
	死亡人数(人)	210	454
	住院患者死亡率(%)	0.67	1.15
(2)患者出院2~31天内再住院率	再住院人次	1152	1290
	再住院率(%)	3.69	3.31
(3)患者出院当日再住院率	再住院人次	483	454
	再住院率(%)	1.55	1.17
(4)出院患者平均住院日	平均住院日(天)	11.46	11.50
(5)单病种平均住院费用	单病种平均住院费用(元)	7867	12610
3. 心力衰竭			
(1)住院死亡率	患者出院人次	20683	32077
	死亡人数(人)	298	921
	住院患者死亡率(%)	1.44	2.87
(2)患者出院2~31天内再住院率	再住院人次	1292	2647
	再住院率(%)	6.34	8.50
(3)患者出院当日再住院率	再住院人次	144	515
	再住院率(%)	0.71	1.65
(4)出院患者平均住院日	平均住院日(天)	10.82	10.65
(5)单病种平均住院费用	单病种平均住院费用(元)	7896	12247
4. 创伤性颅脑损伤			
(1)住院死亡率	患者出院人次	5258	6426
	死亡人数(人)	80	246
	住院患者死亡率(%)	1.52	3.83
(2)患者出院2~31天内再住院率	再住院人次	21	25
	再住院率(%)	0.41	0.40
(3)患者出院当日再住院率	再住院人次	4	13
	再住院率(%)	0.08	0.21
(4)出院患者平均住院日	平均住院日(天)	10.18	11.45

续表

一级指标	二级指标	民营二级综合医院	公立二级综合医院
(5)单病种平均住院费用	单病种平均住院费用(元)	11304	17010
五、重点疾病各类指标情况			
5. 社区获得性肺炎(成人)			
(1)住院死亡率	患者出院人次	5862	7340
	死亡人数(人)	54	193
	住院患者死亡率(%)	0.92	2.63
(2)患者出院2~31天内再住院率	再住院人次	63	192
	再住院率(%)	1.08	2.69
(3)患者出院当日再住院率	再住院人次	39	37
	再住院率(%)	0.67	0.52
(4)出院患者平均住院日	平均住院日(天)	9.01	10.19
(5)单病种平均住院费用	单病种平均住院费用(元)	6188	9692
6. 慢性阻塞性肺疾病			
(1)住院死亡率	患者出院人次	18468	14545
	死亡人数(人)	97	182
	住院患者死亡率(%)	0.53	1.58
(2)患者出院2~31天内再住院率	再住院人次	1123	876
	再住院率(%)	6.11	7.71
(3)患者出院当日再住院率	再住院人次	50	114
	再住院率(%)	0.27	1.00
(4)出院患者平均住院日	平均住院日(天)	9.51	10.39
(5)单病种平均住院费用	单病种平均住院费用(元)	6502	10007
六、重点手术指标			
1. 颅脑手术			
(1)住院死亡率	患者出院人次	1359	2849
	死亡人数(人)	48	236
	住院患者死亡率(%)	3.53	8.28
(2)患者出院2~31天内再住院率	再住院人次	7	17
	再住院率(%)	0.53	0.65

续表

一级指标	二级指标	民营二级综合医院	公立二级综合医院
(3)患者术后重返手术室再次手术发生率	手术次数	1229	4330
	重返手术室再次手术人次	86	360
	重返手术室再次手术发生率(%)	7.00	8.31
(4)出院患者当日再住院率	出院患者当日再住院人次	1	16
	出院患者当日再住院率(%)	0.08	0.61
(5)出院患者平均住院日	平均住院日(天)	16.34	18.96
(6)单病种平均住院费用	单病种平均住院费用(元)	38905	56946
2. 经皮冠状动脉介入治疗			
(1)住院死亡率	患者出院人次	562	3949
	死亡人数(人)	12	24
	住院患者死亡率(%)	2.14	0.61
(2)患者出院2~31天内再住院率	再住院人次	1	78
	再住院率(%)	0.18	1.99
(3)患者术后重返手术室再次手术发生率	手术次数	7	10
	重返手术室再次手术人次	0	0
	重返手术室再次手术发生率(%)	0	0
(4)出院患者当日再住院率	出院患者当日再住院人次	0	5
	出院患者当日再住院率(%)	0	0.13
(5)出院患者平均住院日	平均住院日(天)	7.82	9.48
(6)单病种平均住院费用	单病种平均住院费用(元)	32898	52465
3. 冠状动脉旁路移植术			
(1)住院死亡率	患者出院人次	42	92
	死亡人数(人)	2	2
	住院患者死亡率(%)	4.76	2.17

续表

一级指标	二级指标	民营二级综合医院	公立二级综合医院
(2)患者出院2~31天内再住院率	再住院人次	0	0
	再住院率(%)	0	0
(3)患者术后重返手术室再次手术发生率	手术次数	48	137
	重返手术室再次手术人次	2	5
	重返率(%)	4.17	3.65
(4)患者出院当天再住院率	当天再住院率(%)	0	0
(5)平均住院日	平均住院日(天)	20.12	27.18
(6)出院患者平均费用	出院患者平均费用(元)	68258	90000
4. 髋膝关节置换术			
(1)住院死亡率	患者出院人次	399	964
	死亡人数(人)	0	5
	住院患者死亡率(%)	0	0.52
(2)患者出院2~31天内再住院率	再住院人次	1	0
	再住院率(%)	0.25	0.00
(3)患者术后重返手术室再次手术发生率	手术次数	375	1082
	重返手术室再次手术人次	4	17
	重返率(%)	1.07	1.57
(4)患者出院当天再住院率	当天再住院率(%)	0	0
(5)平均住院日	平均住院日(天)	18.98	18.88
(6)出院患者平均费用(元)	出院患者平均费用(元)	37135	54924

表3　第三组　22家民营三级综合医院和204家公立三级综合医院资料

一级指标	二级指标	公立三级综合医院	民营三级综合医院
一、患者住院死亡类			
1. 患者住院死亡	住院人次	11716481	654656
	死亡人次	74687	3874
	住院死亡率(%)	0.64	0.59

续表

一级指标	二级指标	公立三级综合医院	民营三级综合医院
2. 手术患者住院死亡情况	手术患者出院人次	2979497	166979
	死亡人数(人)	6966	378
	手术患者死亡率(%)	0. 23	0. 23
二、重返类指标			
1. 患者出院 2～31 天内再住院率	患者出院人次	11641794	650782
	患者出院 2～31 天内再住院人次	752183	35474
	患者出院 2～31 天内再住院率(%)	6. 46	5. 45
2. 手术患者术后重返手术室再次手术发生率	信息化未能提取	—	—
三、患者安全类指标			
1. 手术患者与手术操作相关并发症发生率	手术患者出院人次	2979497	166979
	手术患者手术操作相关并发症发生人次	28180	4638
	发生率(%)	0. 95	2. 78
2. 手术患者肺部感染发生率	手术患者肺部感染发生人次	2567	165
	发生率(%)	0. 09	0. 10
3. 手术患者肺栓塞发生率	手术患者肺栓塞发生人次	301	10
	发生率(%)	0. 10	0. 06
四、医疗服务效率类指标			
1. 患者出院当天再住院率	患者出院人次	11709515	2020008
	再住院人次	—	—
	再住院率(%)	—	—
2. 出院患者平均住院日	平均住院日(天)	—	—
3. 出院患者平均住院费	平均住院费	—	—
五、重点疾病各类指标情况			
1. 急性心肌梗死			

续表

一级指标	二级指标	公立三级综合医院	民营三级综合医院
(1)住院死亡率	患者出院人次	99327	2997
	死亡人数(人)	4273	148
	出院患者死亡率	4. 30	4. 94
(2)患者出院 2～31 天内再住院率	患者出院人次	95055	2849
	再住院人次	1673	49
	再住院率(%)	1. 74	1. 72
(3)患者出院当日再住院率	再住院率人次	640	7
	再住院率率(%)	0. 67	0. 25
(4)出院患者平均住院日	平均住院日(天)	9. 86	8. 81
(5)单病种平均医疗费用	单病种平均住院费用(元)	34105	36438
2. 脑出血与脑梗死			
(1)住院死亡率	患者出院人次	639677	39391
	死亡人数(人)	8522	454
	住院患者死亡率(%)	1. 33	1. 15
(2)患者出院 2～31 天内再住院率	再住院人次	10769	1290
	再住院率(%)	1. 71	3. 31
(3)患者出院当日再住院率	再住院人次	8062	454
	再住院率(%)	1. 28	1. 17
(4)出院患者平均住院日	平均住院日(天)	12. 41	11. 50
(5)单病种平均住院费用	单病种平均住院费用(元)	17714	12610
3. 心力衰竭			
(1)住院死亡率	患者出院人次	716812	32077
	死亡人数(人)	17372	921
	住院患者死亡率(%)	2. 42	2. 87
(2)患者出院 2～31 天内再住院率	再住院人次	44046	2647
	再住院率(%)	6. 30	8. 50
(3)患者出院当日再住院率	再住院人次	13313	515
	再住院率(%)	1. 90	1. 65
(4)出院患者平均住院日	平均住院日(天)	10. 63	10. 65

续表

一级指标	二级指标	公立三级综合医院	民营三级综合医院
(5)单病种平均住院费用	单病种平均住院费用(元)	17297	12247
4. 创伤性颅脑损伤			
(1)住院死亡率	患者出院人次	93059	6426
	死亡人数(人)	3675	246
	住院患者死亡率(%)	3.95	3.83
(2)患者出院2~31天内再住院率(%)	再住院人次	370	25
	再住院率(%)	0.41	0.40
(3)患者出院当日再住院率(%)	再住院人次	486	13
	再住院率(%)	0.54	0.21
(4)出院患者平均住院日	平均住院日(天)	13.78	11.45
(5)单病种平均住院费用	单病种平均住院费用(元)	25118	17010
5. 社区获得性肺炎(成人)			
(1)住院死亡率	患者出院人次	138402	7340
	死亡人数(人)	3779	193
	住院患者死亡率(%)	2.73	2.63
(2)患者出院2~31天内再住院率	再住院人次	2271	192
	再住院率(%)	1.69	2.69
(3)患者出院当日再住院率	再住院人次	2219	37
	再住院率(%)	1.65	0.52
(4)出院患者平均住院日	平均住院日(天)	10.96	10.19
(5)单病种平均住院费用	单病种平均住院费用(元)	15086	9692
6. 慢性阻塞性肺疾病			
(1)住院死亡率	患者出院人次	138402	14545
	死亡人数(人)	1883	182
	住院患者死亡率(%)	1.10	1.58
(2)患者出院2~31天内再住院率	再住院人次	9202	876
	再住院率(%)	5.42	7.71
(3)患者出院当日再住院率	再住院人次	2286	114
	再住院率(%)	1.35	1.00

续表

一级指标	二级指标	公立三级综合医院	民营三级综合医院
(4)出院患者平均住院日	平均住院日(天)	10.74	10.39
(5)单病种平均住院费用	单病种平均住院费用(元)	12797	10007
六、重点手术指标			
1. 颅脑手术			
(1)住院死亡率	患者出院人次	72731	2849
	死亡人数(人)	3097	236
	住院患者死亡率(%)	4.26	8.28
(2)患者出院2~31天内再住院率	再住院人次	313	17.
	再住院率(%)	0.45	0.65
(3)患者术后重返手术室再次手术发生率	手术次数	99432	4330
	重返手术室再次手术人次	6897	360
	重返手术室再次手术发生率(%)	6.94	8.31
(4)出院患者当日再住院率	出院患者当日再住院人次	75	16
	出院患者当日再住院率(%)	0.11	0.61
(5)出院患者平均住院日	平均住院日(天)	19.52	18.96
(6)单病种平均住院费用	单病种平均住院费用(元)	59990	56946
2. 经皮冠状动脉介入治疗			
(1)住院死亡率	患者出院人次	116319	3949
	死亡人数(人)	685	24
	住院患者死亡率(%)	0.57	0.61
(2)患者出院2~31天内再住院率	再住院人次	1881	78
	再住院率(%)	1.63	1.99
(3)患者术后重返手术室再次手术发生率	手术次数	1088	10
	重返手术室再次手术人次	18	0
	重返手术室再次手术发生率(%)	1.65	0
(4)出院患者当日再住院率	出院患者当日再住院人次	69	5
	出院患者当日再住院率(%)	0.06	0.13

续表

一级指标	二级指标	公立三级综合医院	民营三级综合医院
(5)出院患者平均住院日	平均住院日(天)	9.39	9.48
(6)单病种平均住院费用	单病种平均住院费用(元)	48998	52465
3. 冠状动脉旁路移植术			
(1)住院死亡率	患者出院人次	7674	92
	死亡人数(人)	135	2
	住院患者死亡率(%)	1.76	2.17
(2)患者出院2~31天内再住院率	再住院人次	17	0
	再住院率(%)	0.23	0
(3)患者术后重返手术室再次手术发生率	手术次数	13495	137
	重返手术室再次手术人次	259	5
	重返率(%)	1.92	3.65
(4)患者出院当天再住院率	当天再住院率(%)	0	0
(5)平均住院日	平均住院日(天)	23.99	27.18
(6)出院患者平均费用(元)	出院患者平均费用(元)	111370	90000
4. 髋膝关节置换术			
(1)住院死亡率	患者出院人次	34225	964
	死亡人数(人)	75	5
	住院患者死亡率(%)	0.22	0.52
(2)患者出院2~31天内再住院率	再住院人次	80	0
	再住院率(%)	0.23	0.00
(3)患者术后重返手术室再次手术发生率	手术次数	38297	1082
	重返手术室再次手术人次	2454	17
	重返率(%)	3.80	1.57
(4)患者出院当天再住院率	当天再住院率(%)	0.03	0
(5)平均住院日	平均住院日(天)	16.94	18.88
(6)出院患者平均费用(元)	出院患者平均费用(元)	58493	54924

数 据 篇

Data Reports

B.9 2016～2017年民营医院病案首页填报质量分析

北京中卫云医疗数据分析与应用技术研究院民营医院数据评价课题组*

摘　要： 住院病案首页信息是医疗数据统计的重要来源，是制订医疗计划、评价医疗服务质量等的重要依据，更是DRGs评价的直接数据源。为了解我国民营医院当前住院病案首页填报的质量，本报告对2016年和2017年连续上报住院病案首页数据的民营医院进行数据质量评价。2017年上报数据的民营医院共187家，分布在25个省、市、自治区，上报住院病案首页数据

* 课题组成员（排名不分先后）：陈晓红、戴志强、薛峰、丁滨、赵淳、张国忠、乔梓倩、滕春霞、魏凌、王竞、杜云宵、杜昱蕾、李聚超、苏青贤、贾惊雷、魏聪、周璇、李巍巍、陈雪、王韶卿。

1867380份。对比2016年数据可见，2017年整体住院病案首页填报质量略有提高，但与公立医院比较尚有较大差距。DRG全面推广后，住院病案首页数据质量将直接影响民营医院的生存与发展。因此，民营医院亟待加强住院病案首页数据的质控，通过有效的系统工具，切实提高住院病案首页数据质量。

关键词： 民营医院　住院病案首页　数据质量　质量控制

住院病案首页信息是医疗数据统计的重要来源，是制订医疗计划、评价医疗服务质量等的重要依据，其浓缩了住院病案的全部信息。住院病案首页填写质量是保证数据统计质量的前提。近年来，随着DRG评价和按病种付费的实施、临床重点专科建设的推进，住院病案首页信息质量受到多方的强烈关注，成为评价医院临床服务能力和医疗质量水平、实现医院精细化管理的核心医疗数据。对于住院病案首页填报质量，2016年5月，国家卫生计生委颁发了《住院病案首页数据填写质量规范（暂行）》和《住院病案首页数据质量管理与控制指标（2016版）》，各级卫生行政管理部门和医疗机构也为提高住院病案首页填报质量花费了大量人力、物力、财力，但遗憾的是，住院病案首页的填报仍存在诸多问题。中国医院协会民营医院管理分会自2015年开始进行全国民营医院数据评价工作，北京中卫云医疗数据分析与应用技术研究院民营医院数据评价课题组连续3年对上报数据的全国民营医院住院病案首页数据质量进行检测分析。本报告对2017年民营医院上报的住院病案首页（卫计统4-1表）进行质量分析，并与2016年民营医院上报医疗数据质量进行比较分析。

一 数据上报情况

中卫云医疗数据服务平台上报住院病案首页数据（卫计统 4－1 表）的民营医院，2016 年为 201 家，分布在全国 26 个省市自治区，共约 176 万份住院病案首页；2017 年共 187 家，其中 96 家医院连续两年上报数据，占 51.34%；187 家医院分布在全国 25 个省市自治区，上报住院病案首页数据 186.7 万份。2017 年上报数据的医院减少了 14 家，但上报的住院病案首页数据量增加了 10 万份。

二 检测标准与研究方法

住院病案首页（卫计统 4－1 表）共 232 个字段，去除涉及患者隐私字段 17 个后，本报告对 215 个字段进行数据检测。检测标准根据《住院病案首页数据填写质量规范（暂行）》（以下简称《病案首页规范》）和《住院病案首页数据质量管理与控制指标（2016 版）》（国卫办医发〔2016〕24 号，以下简称《病案首页质控指标》），从住院病案首页数据信息的完整性、标准性、规范性三方面评估填报质量。

疾病和手术编码使用 ICD－10 和 ICD－9－CM－3 相应的分类结构和前四位数（不含小数点）编码。尽管目前全国各级医院疾病和手术及操作编码使用版本尚不统一，但应与国际通用的基本分类标准保持一致，保证编码的标准化及规范化，以满足最基本的统计需求。

住院病案首页质检研究方法如下。①数据预处理：纳入质量检测的数据均进行去重处理，并排除无效数据。②数据检测：应用课题组研发的住院病案首页质量检测系统，对 232 个字段从完整性、标准性和规范性的角度，对照2016年版《病案首页规范》和《病案首页质控指标》修正检测指标，进行逐项检测。③数据统计：数据统计结果均按两项显示，表中填报数据是186万份上报的住院病案首页该项指标的检测结果，填报医院是187家上报数据的民营医院该项指标的检测结果。

三　数据质量分析

（一）完整性检测

数据完整是住院病案首页填写的基本要求，是客观评价医院服务能力和医疗质量的基础，以此反映医院填报住院病案首页的总体情况。本报告的完整性检测包括数据时间完整性、必填字段完整性、非必填字段填写率和组合检测完整性。

（1）数据时间完整性。数据时间完整指上报的数据为全年数据，如缺少任何月份，即视为时间不完整。民营医院2017年住院病案首页全年数据时间完整的医院占比为89.30%，2016年为86.07%，2017年提高了3.23个百分点。

（2）必填字段完整性。对住院病案首页中29个字段必填项目的检测结果提示，2017年填报完整的医院数明显多于2016年，共25个项目的医院填报完整率超过2016年，其中离院方式、出院时间_时及主要诊断入院病情三项增长幅度超过8个百分点。尽管必填字段完整性整体有所提高，但个别医院仍存在严重的不足，如3家医院患者姓名字段尚不能填写完整，而入院病房、出院病房、门（急）诊诊断编码3个字段填写完整的医院不足半数。此外，对所有上报住院病案首页的数据完整性检测显示，2017年只有出院时间_时一项的完整率略有提高，其余28项全部下降（见表1）。

表 1　2016～2017 年民营医院住院病案首页必填字段完整性检测

单位：%

项目名称	数据填报完整率		医院填报完整率	
	2016 年	2017 年	2016 年	2017 年
机构名称	95.46	94.19	89.10	96.26
医疗付款方式	98.41	93.48	85.07	87.17
住院次数	97.78	93.28	89.55	91.44
病案号	99.68	94.69	91.54	94.65
姓名	99.95	94.75	90.55	97.33
性别	99.17	93.26	89.05	92.51
出生日期	96.83	92.92	75.12	80.21
年龄	99.74	93.83	86.07	88.24
国籍	98.07	93.30	74.62	80.75
职业	97.66	94.28	78.11	80.75
婚姻	95.85	91.03	75.12	79.14
入院途径	94.49	91.88	73.63	72.73
入院时间	99.99	95.12	94.03	96.26
入院时间_时	75.53	74.99	66.17	72.19
入院科别	91.75	86.84	67.66	72.19
入院病房	81.85	75.94	43.78	45.45
出院时间	99.91	95.14	91.54	98.93
出院时间_时	75.11	75.38	62.19	71.12
出院科别	91.37	86.96	68.16	72.73
出院病房	80.50	74.93	40.30	45.45
实际住院(天)	98.68	91.09	84.58	85.56
门(急)诊诊断	92.62	88.31	55.22	61.50
门(急)诊诊断编码	91.48	89.04	46.77	49.73
主要诊断	99.06	94.54	77.61	76.47
主要诊断编码	98.75	92.67	72.64	67.38
主要诊断入院病情	91.67	86.89	52.74	61.50
离院方式	96.31	84.52	69.65	78.61
是否有出院 31 天内再住院计划	83.53	82.34	55.72	—
住院费用(元):总费用	97.43	92.32	82.58	86.10

（3）非必填字段填写率。非必填字段包括其他诊断、病理诊断编码、药物过敏、手术及操作编码等186项，其中较为重要的是其他诊断和手术，因涉及并发症和合并症，是影响DRGs入组的重要因素，进而直接与医保付费和医院效益相关。鉴于非必填字段较多，本报告仅对2017年上报住院病案首页数据中其他诊断填写率进行统计（见表2）。

表2　2017年民营医院住院病案首页非必填字段其他诊断的填写率

单位：%

项目名称	数据填写率	项目名称	数据填写率
其他诊断1	61.79	其他诊断2	45.64
疾病编码1	58.87	疾病编码2	43.62
入院病情1	65.61	入院病情2	53.10
其他诊断9	20.55	其他诊断10	13.71
疾病编码9	18.87	疾病编码10	12.82
入院病情9	31.88	入院病情10	27.92
其他诊断3	33.63	入院病情13	24.77
疾病编码3	32.32	其他诊断6	15.21
入院病情3	44.17	疾病编码6	14.65
其他诊断11	12.66	入院病情6	30.63
疾病编码11	11.99	其他诊断14	8.95
入院病情11	26.62	疾病编码14	8.94
其他诊断4	24.81	入院病情14	24.65
疾病编码4	24.18	其他诊断7	13.93
入院病情4	27.09	疾病编码7	13.80
其他诊断12	9.94	入院病情7	28.99
疾病编码12	9.92	其他诊断15	8.77
入院病情12	25.08	疾病编码15	8.77
其他诊断5	19.67	入院病情15	24.57
疾病编码5	19.21	其他诊断8	25.51
入院病情5	33.40	疾病编码8	24.36
其他诊断13	9.23	入院病情8	34.77
疾病编码13	9.22		

（4）组合字段完整性。组合字段是指相互关联的字段须同时填写，缺一项即为不完整。例如，在疾病诊断中，疾病名称、ICD－10编码和入院病情同时填写视为完整。对所有上报住院病案首页的填报数据组合字段完整性检测显示，2017年与2016年比较，升高与下降的各有6项，填报完整率升高的有门诊诊断名称及编码、不足1周岁的年龄、新生儿出生体重、新生儿入院体重、手术费用与手术名称及编码、医嘱转院或转社区/卫生院医疗机构6项字段，其中新生儿出生体重的填报完整率提高超20个百分点。但是，值得注意的是，对医院临床专科评价、DRGs评价最为重要的主要诊断三项填报完整率不升反降，说明民营医院尚未意识到这一组合字段填报的意义（见表3）。

对住院病案首页填报组合字段的医院填报完整性分析显示，12项中8项有不同程度的提高，但部分项目的医院填报完整率仍偏低，新生儿出生体重填报完整的医院不足10%，不足1周岁的年龄及新生儿入院体重填报完整的医院均不足20%，主要诊断三项同时填写完整的医院仅过半数，最高的一项，即第一手术（有其他手术必须有第一手术）填报完整的医院只占80.21%。这些项目填报的不完整很大程度上将会影响医院的医疗质量分析与评价，也无法进行后续的DRGs分组及相关的医疗费用管理（见表3）。

表3　2016～2017年民营医院住院病案首页填报组合字段完整性检测

单位：%

项目名称	数据填报完整率		医院填报完整率	
	2016年	2017年	2016年	2017年
门诊诊断名称及编码	92.12	94.28	55.22	58.82
主要诊断三项（疾病名称、ICD－10编码、入院病情）	92.06	90.86	51.24	51.34
其他诊断1～15三项（疾病名称、ICD－10编码、入院病情）	67.52	51.37	44.67	50.27
手术1～7三项（手术及操作名称、编码、日期）	57.43	23.48	53.14	42.25

续表

项目名称	数据填报完整率		医院填报完整率	
	2016 年	2017 年	2016 年	2017 年
姓名、性别、出生年月、入院日期、出院日期、总费用	94.27	93.64	65.17	67.38
姓名(或病案号)、性别、出生年月	96.57	96.05	73.13	76.47
不足 1 周岁的年龄	57.53	69.18	12.77	16.04
新生儿出生体重	64.25	85.03	5.98	9.09
新生儿入院体重	61.09	78.29	18.63	11.23
手术费用与手术名称及编码	77.94	85.00	17.29	27.27
第一手术(有其他手术必须有第一手术)	99.97	96.04	89.02	80.21
医嘱转院或转社区/卫生院医疗机构	69.26	75.12	40.97	34.76

（二）标准性检测

标准性检测是指检测住院病案首页中有字典表和相关说明的字段是否按照相关说明或字典表的规定填写。应用标准字典表可以使数据归类更加清晰、准确，保证数据内容标准化表达。2016 年 5 月，原国家卫生计生委颁发了《住院病案首页数据填写质量规范（暂行）》以及《住院病案首页数据质量管理与控制指标（2016 版）》，对于临床诊疗数据规范化管理提出“四统一”的要求，帮助医院实现“统一病案首页的书写规范、统一疾病的分类编码、统一手术操作的编码、统一医学名词术语”，目的在于促进医疗机构精细化、信息化管理，为医院评价、专科评价和付费方式改革提供客观、准确、高质量数据，以推动医疗信息在全行业互联互通、无障碍应用的数据共享。要实现医疗数据共享，住院病案首页填写必须统一标准，因此住院病案首页填写质量的核心就是标准化。

本课题组对住院病案首页标准性检测包括首页字典 17 项代码、出院科室代码、疾病编码、手术及操作编码等项目。民营医院住院病案首页7项标准性检测结果显示，所有上报住院病案首页数据中，5项标准字典的匹配率2017年高于2016年。对所有上报医院住院病案首页填报标准性检测显示，2017年有4项指标的医院填报标准率高于2016年。从医院角度检测填报标准率，仅有0.53%的疾病编码亚目及7.94%的手术编码细目符合标准，或说仅1家医院疾病编码亚目完全匹配。如此结果势必影响民营医院的病种、术种覆盖率的统计，无法客观展现医院的收治病种和手术水平（见表4）。

表4　2016～2017年民营医院住院病案首页填报字典标准性检测

单位：%

项目	数据填报标准率		医院填报标准率	
	2016年	2017年	2016年	2017年
首页字典	93.85	78.18	34.36	22.46
出院科室代码	57.48	67.07	53.85	43.32
疾病编码类目	95.29	95.56	16.92	19.79
疾病编码亚目	84.10	86.43	0.00	0.53
手术编码类目	87.40	89.19	43.59	88.24
手术编码亚目	85.51	86.75	40.00	75.94
手术编码细目	81.43	75.34	10.77	7.94

（三）规范性检测

规范性是检测数据填写得是否规范、准确，是对住院病案首页中没有标准字典及具体说明的字段进行的检测，是反映医院服务能力和技术水平的重要因素。这些字段虽没有标准，但应符合一定规范。如新生儿体重应在一定范围内、体重单位应是克。规范性检测包括单个字段和组合字段的规范性。

（1）单个字段规范性检测。住院病案首页232个字段，既独立存在又互相关联，任何单个字段填写不规范，都会影响住院病案首页数据的进一步应用。民营医院住院病案首页单个字段规范性检测结果显示，所有上报住院病案首页数据中，14 项指标中有 7 项在 2017 年有所提高，3 项持平，住院次数、日期类和实际住院（天）全部填写规范。从医院角度检测单个字段规范性，2017 年也是有 7 项指标规范率提高，其中疾病编码［门（急）诊诊断、主要诊断、其他诊断 1～15］的规范率提高了近 50 个百分点；但也不能不指出，2017 年有 7 项指标的医院填报规范率有不同程度下降（见表 5）。

表 5　2016～2017 年民营医院住院病案首页填报单个字段规范性检测

单位：%

项目名称	数据填报规范率		医院填报规范率	
	2016 年	2017 年	2016 年	2017 年
机构名称	88.06	98.41	88.33	89.84
住院次数	100	100	100	96.26
姓名［患者、科主任、主任（副主任）医师、主治医师、住院医师、责任护士、进修医师、实习医师、编码员、质控医师、质控护士］	99.98	98.18	56.19	95.72
年龄	96.13	94.32	49.75	38.50
日期类（出生日期、入院时间、出院时间、手术日期、质控日期）	100	100	100	77.54
时（入院时间、出院时间）	97.97	98.08	92.11	90.91
实际住院（天）	100	100	100	98.40
疾病名称［门（急）诊诊断、主要诊断、其他诊断 1～15］	99.73	99.99	80.41	58.82
疾病编码［门（急）诊诊断、主要诊断、其他诊断 1～15］	88.14	72.30	48.45	97.86
病理诊断编码	54.00	57.75	37.11	69.52
病理诊断名称	99.71	99.83	62.89	65.24
手术及操作名称 1～7	99.90	99.99	90.21	90.91
手术及操作编码 1～7	79.25	98.92	74.74	83.42
住院费用	99.99	99.98	99.31	97.33

（2）组合字段编码问题。组合字段编码规范性检测显示，无论是所有住院病案首页数据还是上报数据的医院，2016 年、2017 年性别与编码的规范性均达到 100%，这也是本次质量检测中唯一完全达标的项目。所有上报住院病案首页数据中，有 3 项 2017 年规范率高于 2016 年。从医院角度检测组合字段编码，仅两项的医院填报规范率 2017 年有所提高。疾病诊断编码与病理诊断编码、妊娠与分娩结局的逻辑性符合率（规范率）非常低，这与医院不重视这些非主要项目有关（见表 6）。

表 6　2016 ~ 2017 年民营医院住院病案首页填报组合字段编码问题规范性检测

单位：%

项目名称	数据填报规范率		医院填报规范率	
	2016 年	2017 年	2016 年	2017 年
主要诊断与其他诊断重复	95.32	96.24	33.83	41.18
性别与编码	100	100	100	100
年龄与疾病编码	99.99	99.90	80.10	64.71
妊娠与分娩结局	58.96	64.06	11.82	9.09
疾病诊断编码与病理诊断编码	38.63	36.92	7.23	2.67
疾病或手术编码矛盾或不完整检测	99.91	99.43	84.05	41.71
主要诊断或主要手术编码选择正确性检测	86.74	96.95	13.16	32.62

（3）组合字段费用问题。组合字段的费用逻辑性检测显示，无论是所有住院病案首页数据还是上报数据的医院，2017 年均有 7 项指标的规范性有所提高。其中血费与 ABO 血型逻辑性符合率（规范率）提高了 21.99 个百分点。从医院角度检测组合字段费用问题的规范性，7 个项目规范率有所提高。尽管如此，一般医疗服务费与住院天数、血费与 ABO 血型、血费与 Rh（D）血型以及医疗付款方式 - 城镇职工基本医疗保险总金额与自付金额 4 项填报规范的医院不足 30%（见表 7）。

表7 2016~2017年民营医院住院病案首页填报组合字段费用问题规范性检测

单位：%

项目名称	数据填报规范率		医院填报规范率	
	2016年	2017年	2016年	2017年
总费用与分项费用	78.47	80.30	46.91	55.08
住院总费用与自付金额	99.57	99.73	79.90	81.28
非手术治疗项目费与临床物理治疗费	98.96	99.54	49.48	54.01
手术治疗费与麻醉费、手术费	99.55	99.67	63.40	62.03
西药费与抗菌药物费用	98.74	99.66	71.65	73.26
一般医疗服务费与住院天数	76.00	75.57	19.07	25.67
血费与ABO血型	64.31	86.30	8.76	13.90
血费与Rh(D)血型	55.45	83.65	9.79	11.76
医疗付款方式－城镇职工基本医疗保险总金额与自付金额	88.36	84.48	32.47	27.81

（4）组合字段时间问题。组合字段时间的逻辑性检测结果显示，所有住院病案首页数据中有3项组合字段时间填报规范性2017年有所提高，入院日期与当前日期、出院日期与当前日期逻辑判断全部规范，仅1项指标低于2016年。从医院角度检测组合字段时间填报规范性，有3项指标2017年高于2016年，但入院日期与当前日期、出院日期与当前日期、出院日期与入院日期的规范性不如2016年（见表8）。

表8 2016~2017年民营医院住院病案首页填报组合字段时间问题规范性检测

单位：%

项目名称	数据填报规范率		医院填报规范率	
	2016年	2017年	2016年	2017年
入院日期与当前日期	100	100	100	97.86
出院日期与当前日期	100	100	100	98.40

续表

项目名称	数据填报规范率		医院填报规范率	
	2016 年	2017 年	2016 年	2017 年
出院日期与入院日期	100	99.96	100	90.37
质控日期与出院日期	95.91	93.16	25.26	29.89
手术及操作日期与入院日期	92.60	98.32	79.38	81.28
手术及操作日期与出院日期	99.76	99.79	78.87	85.03

（5）组合字段其他问题。组合字段逻辑性除了涉及上述的编码、费用、时间等问题外，尚有部分其他组合字段逻辑性问题直接影响住院病案首页数据质量。无论是所有住院病案首页数据还是上报数据的医院，2017 年均有 3 项指标规范性有所提高，各项指标达到规范的医院不足 30%。对死亡患者尸检与离院方式的逻辑判断显示，所有住院病案首页数据中填报规范的仅占 18.53%，仅有 26.20% 的医院填报的住院病案首页符合规范（见表 9）。

表 9　2016～2017 年民营医院住院病案首页填报组合字段其他问题规范性检测

单位：%

项目名称	数据填报规范率		医院填报规范率	
	2016 年	2017 年	2016 年	2017 年
年龄与出生日期	96.35	94.35	40.80	42.78
年龄与婚姻	99.09	98.05	37.70	29.95
药物过敏与过敏药物	58.73	61.44	41.91	34.76
死亡患者尸检与离院方式	64.90	18.53	36.80	26.20
损伤中毒的外部原因	45.46	55.95	13.40	18.18
31 日内再住院目的填写	42.69	45.74	22.68	32.62
记录唯一性判断	99.95	96.81	68.04	67.91

（四）住院病案首页质量汇总分析

（1）连续上报数据的民营医院数据质量分析。课题组对 187 家民营医院中2016～2017年连续上报数据的96家医院的住院病案首页质量检测结果进行汇总、分析、比较，结果显示，完整性检测中非必填项目为参考项目，其余3项中有2项2017年完整率提高；规范性检测5项中有1项规范率提高；标准性检测7项中有5项匹配率提高（见表10）。

表10　2016年、2017年民营医院住院病案首页质检结果汇总比较

单位：%

项目类别	项目名称	2016年	2017年
完整性检测	整体数据时间完整率	86.07	89.30
	必填项目完整率	91.86	92.71
	非必填项目填写率	30.33	37.16
	组合检测项目完整率	79.08	70.43
规范性检测	单个字段填写规范率	94.11	91.68
	组合字段编码规范率	95.94	82.76
	组合字段费用规范率	81.77	82.69
	组合字段时间规范率	98.74	92.16
	组合字段其他规范率	94.32	62.75
标准性检测	首页字典代码匹配率	93.85	78.18
	出院科室代码匹配率	57.48	67.07
	疾病编码类目匹配率	95.29	95.56
	疾病编码亚目匹配率	84.10	86.43
	手术编码类目匹配率	87.40	89.19
	手术编码亚目匹配率	85.51	86.75
	手术编码细目匹配率	81.43	75.34

（2）民营医院与公立医院数据质量分析。进一步将2017年民营医院住院病案首页数据与中卫云医疗数据服务平台的330家公立医院住院病案首页数据检测结果进行比较，仅整体数据时间完整率高于公立医院，其余若干项均低于公立医院，但差距不大；且很多指标说明

无论是民营医院还是公立医院，住院病案首页都存在很多问题，亟待提高填报质量（见表11）。

表11　2017年民营医院与公立医院住院病案首页质检结果汇总比较

单位：%

项目类别	项目名称	民营医院	公立医院
完整性检测	整体数据时间完整率	89.30	88.29
	必填项目完整率	92.71	93.92
	非必填项目填写率	37.16	31.69
	组合检测项目完整率	70.43	91.18
规范性检测	单个字段填写规范率	91.68	95.64
	组合字段编码规范率	82.76	96.45
	组合字段费用规范率	82.69	93.96
	组合字段时间规范率	92.16	98.15
	组合字段其他规范率	62.75	97.31
标准性检测	首页字典代码匹配率	78.18	96.98
	出院科室代码匹配率	67.07	70.47
	疾病编码类目匹配率	95.56	96.15
	疾病编码亚目匹配率	86.43	86.62
	手术编码类目匹配率	89.19	97.47
	手术编码亚目匹配率	86.75	97.34
	手术编码细目匹配率	75.34	84.42

四　讨论

随着我国医院信息化建设不断完善，各种形式的电子化医疗系统产生了体量庞大的医疗数据。但目前只有住院病案首页是标准化程度最高、最易于挖掘、最具有价值的医疗大数据，医疗质量和患者安全、医院感染控制、合理用药监测、临床医疗服务能力、DRGs付费等均与住院病案首页数据质量息息相关。

尽管随着对住院病案首页数据认识的提高，各级医疗机构开展了全员住院病案首页填报质量培训，但我国幅员辽阔，各地区和各级医疗机构水平存在差异，公立医院与非公立医院、综合医院与专科医院之间，住院病案首页的填报质量都存在很大差距；加之疾病和手术编码存在多个版本、医院信息系统存在多种构架，导致住院病案首页的填报质量参差不齐，整体质量不高，在对海量住院病案首页进行分析时存在很多困难。

为此，2016 年 5 月，原国家卫生计生委颁发了《住院病案首页数据填写质量规范（暂行）》以及《住院病案首页数据质量管理与控制指标（2016 版）》，对临床诊疗数据规范化管理提出“四统一”的要求。近年来，虽然有较多文献分析了单体医院或区域性医院住院病案首页质量存在的问题，但缺乏区域性的、全数据样本的、覆盖全国各主要省份的住院病案首页质量检测，且也鲜见对民营医院住院病案首页质量进行检测分析的研究，很难了解当前我国民营医院住院病案首页的填报质量到底存在哪些共性问题。

受中国医院协会民营医院管理分会委托，北京中卫云医疗数据分析与应用技术研究院民营医院数据评价课题组历时 4 年，建立了医疗大数据服务平台，收集了目前国内最大样本的民营医院住院病案首页数据，采用独家算法，比照国家卫生行政管理部门的住院病案首页质量标准，分析海量住院病案首页的填报质量，有助于了解我国民营医院住院病案首页填报存在的共性问题和整体趋势，以采取针对性改进措施，这对于切实落实国卫办医发〔2016〕24 号精神具有重要意义。

本报告通过对 2017 年我国民营医院 186 万份住院病案首页数据的全方位、多维度检测，显示我国民营医院住院病案首页的填报完整性、标准性和规范性虽然存在不足，但整体而言在逐步改善，超过半数的检测项目有所提高。然而，值得重视的是，相当一部分检测项目的填报质量处于较低水平，与公立医院相比尚有一定差距。由此反映了民营医院住院病案首页数据质量管理的不足严重制约了各级医院医疗服务能力和诊疗水平的真实体现。

在破除以药养医、控费的大环境下，如何“管好钱袋子”是医院管理层最头疼的事儿。控费在医疗记录中最直接的体现，就是住院患者的病案首页。民营医院需要在内涵建设中加强对住院病案首页数据的质控，才能避免医院“钱袋子”莫名流失，有效利用系统工具可使提高住院病案首页填报质量的工作事半功倍。中卫云医疗数据分析与应用技术研究院研发的“医院病案首页质量检测及标准化系统”就是能够对医院的住院病案首页数据进行智能化校验的系统工具，利用编码质控规则对首页编码进行批量质控及针对性改进，增加数据自动纠错、逻辑校验等功能，帮助医院切实提高住院病案首页填报质量，避免因住院病案首页质量问题而影响医院的经济效益与社会效益。

参考文献

［1］中华人民共和国国家统计局：《中华人民共和国 2017 年国民经济和社会发展统计公报》，2018。

［2］中华人民共和国国家卫生和计划生育委员会：《2016 年我国卫生和计划生育事业发展统计公报》，2017。

［3］《住院病案首页数据填写质量规范（暂行）》（国卫办医发〔2016〕24 号）。

［4］《住院病案首页数据质量管理控制指标（2016 版）》（国卫办医发〔2016〕24 号）。

［5］薛晓林主编《中国民营医院发展报告（2017）》，社会科学文献出版社，2017。

［6］王怡：《DRGs 形势下住院病案首页信息面临的挑战和对策》，《中华医院管理杂志》2017 年第 11 期。

B.10
2017年民营专科医院医疗数据统计分析

北京中卫云医疗数据分析与应用技术研究院民营医院数据评价课题组*

摘　要： 本报告分析在中卫云医疗数据服务平台上报2017年住院病案首页数据的72家民营专科医院的医疗服务数据，72家民营专科医院涉及18个专科专业，分别为来自全国19个省、市、自治区不同等级的专科医院，以此对我国民营专科医院的医疗服务能力进行初步评价。并统计眼科医院、肿瘤医院、心血管病医院、骨科医院按出院人次从高到低排序前10位的主要病种。所有数据均经过数据清洗、标准化处理、精确分析，数据来源真实可靠，具有一定的代表性，基本能够反映我国民营专科医院的医疗服务能力与医疗技术水平。

关键词： 民营医院　专科医院　数据统计

专科医院是我国目前医疗服务体系中的重要组成部分，根据《2018年中国卫生健康统计年鉴》数据，2017年我国有各类专科医

---

* 课题组成员（排名不分先后）：陈晓红、戴志强、薛峰、丁滨、赵淳、张国忠、乔梓倩、滕春霞、魏凌、王竞、杜云宵、杜昱蕾、李聚超、苏青贤、贾惊雷、魏聪、周璇、李巍巍、陈雪、王韶卿。

院7220家，较上年增加578家；其中，非公立专科医院5482家，占我国专科医院的75.93%。随着民营专科医院数量的不断增加，相同专业医院间、民营专科医院和公立专科医院间的竞争也越来越激烈。那么，民营专科医院如何在当前的形势下得以健康有序地发展，成为各级医院管理者面临的挑战。近年来，北京中卫云医疗数据分析与应用技术研究院民营医院数据评价课题组一直致力于用数据评价医院医疗服务能力和医疗技术水平。本报告根据2018年民营医院数据评价项目收集的住院病案首页数据，对我国民营专科医院的医疗服务能力进行初步评价，以期帮助民营医院管理者了解自身定位和差距，扬长避短，让医院特色专科得以可持续发展。

一　概述

（一）数据源

中卫云医疗数据服务平台收录上报2017年出院患者住院病案首页（卫统4－1表）数据且全年数据完整的民营专科医院共72家，分别来自全国19个省、市、自治区，涉及18个专科专业［专科专业统计参照《卫生机构（组织）类别代码表》］。其中，三级医院18家，二级医院37家，一级医院5家，未评级医院12家。从专科专业来看，医院数量最多的是骨科医院（16家），其他依次为眼科医院13家，妇产（科）医院12家，肿瘤医院5家，康复医院4家，心血管病医院3家，美容医院2家，儿童医院、耳鼻喉科医院、皮肤病医院各1家；在《卫生机构（组织）类别代码表》归入“其他医院”类别的有14家，包括肾脏病医院3家，老年病医院、外科医院各2家，生殖医学专科医院、肛肠病医院、脑科医院、糖尿病医院、消化病医院、风湿病医院及其他专科医院各1家。

（二）统计指标

本次统计共分为总体数据和主要疾病两部分，专科专业排序参照《卫生机构（组织）类别代码表》。

总体数据情况包括民营专科医院医疗服务能力、医疗服务质量、医疗服务效率和合理用药。其中，医疗服务能力包括平均病种数量、平均出院人次、平均手术数量和平均手术人次；医疗服务质量包括住院病死率、2～31天再住院率；医疗服务效率包括平均住院日和平均住院费用；合理用药包括药占比、耗材占比和抗菌药物使用率。考虑到各类专科医院数量不等、规模不同，按专业对三级专科医院和二级及以下专科医院分别给予统计，将部分总数据与2016年数据比对。

（三）统计方法

本报告所有指标统计均来自医院上报的住院病案首页数据，并且经过严格的完整性、标准性、规范性检测，通过采集或数据挖掘技术获得。平均病种数量、主要疾病均采用国际疾病分类ICD－10的亚目，统计结果以住院病案首页主要诊断的亚目为标准，取自主要诊断；平均手术及操作数量以ICD－9－CM－3的细目为标准，取自住院病案首页的手术及操作编码；平均住院日、平均住院费用按照DRG排除病例通用规则仅统计分析住院时间≤60天、5元＜住院费用＜200万元的病例。

关于数字、符号的说明：数据为“0”有两种情况：一是该项数据确实没有，二是有数据但医院填写为0或未填写。表格中的“—”代表医院上报的住院病案首页无此项数据。

二　民营专科医院总体数据统计分析

（一）民营专科医院两年数据总体情况

在《中国民营医院发展报告（2017）》"数据篇"中，课题组分析了77家专科医院2016年住院病案首页数据。我们回顾了2016年77家专科医院数据，并与2017年72家专科医院数据做比对。从总体情况来看，2017年民营专科医院的医疗服务能力和服务质量较2016年均有所提高，特别是出院人次和手术出院人次，2017年都比2016年增加了30%以上。医疗服务效率的2项指标基本相等，平均住院费用2017年较2016年有所下降。比较合理用药指标，2017年耗材占比下降了13.66个百分点。2017年药占比和抗菌药物使用率有所提高，但增幅均在1个百分点以内（见表1）。

表1　民营专科医院2016年、2017年总体情况对比

项目	指标	2016年	2017年
医疗服务能力	出院人次	221892	291729
	手术出院人次	80519	111808
医疗服务质量	住院病死率(%)	0.22	0.21
	2~31天再住院率(%)	11.18	10.63
医疗服务效率	平均住院日(天)	8.48	8.5
	平均住院费用(元)	14965.98	14384.1
合理用药	药占比(%)	16.65	16.79
	耗材占比(%)	35.6	21.94
	抗菌药物使用率(%)	9.58	10.27

（二）2017年民营专科医院数据情况

1. 医疗服务能力

2017 年，大多数同一专业的三级民营专科医院的平均出院人次高于二级及以下专科医院，但肿瘤医院和其他专科医院则为二级医院高于三级医院；从年平均手术人次和手术数量来看，三级专科医院均高于二级及以下专科医院。

病种覆盖率是反映医院医疗服务能力的重要指标之一，但国家目前尚无二、三级专科医院病种覆盖数量的指标要求。对 2017 年民营专科医院收治病种数量的统计分析显示，除妇（产）科和其他专科医院外，三级专科医院的平均病种数量和平均手术数量均高于二级及以下专科医院。2017 年民营专科医院医疗服务能力指标见表 2。

表 2　2017 年民营专科医院医疗服务能力指标

专科专业	三级专科医院				二级及以下专科医院			
	平均病种数量（种）	平均出院人次（人次）	平均手术数量（种）	平均手术人次（人次）	平均病种数量（种）	平均出院人次（人次）	平均手术数量（种）	平均手术人次（人次）
眼科医院	151	9754	118	8992	97	4343	76	3094
耳鼻喉科医院	—	—	—	—	154	3946	66	1912
肿瘤医院	690	7357	251	1130	114	9921	29	84
心血管病医院	381	20296	102	4729	41	439	32	275
妇产(科)医院	153	1551	57	1167	146	1673	40	718
皮肤病医院	50	532	0	0	—	—	—	—
儿童医院	281	4894	72	310	—	—	—	—
骨科医院	358	15749	266	10968	351	4471	154	1813
康复医院	—	—	—	—	53	1469	4	43
美容医院	—	—	—	—	10	239	28	239
其他医院	31	3460	22	1202	177	5155	63	669

2. 医疗服务质量

住院病案首页体现的医疗服务质量指标主要是住院病死率及 2～31 天再住院率。2017 年，三级民营专科医院中，病死率最高的是肿瘤医院，其次是心血管病医院，妇产（科）医院、眼科医院、皮肤病医院、其他医院病死率均为 0。二级及以下专科医院中，病死率最高的同样是肿瘤医院，其次是骨科医院，眼科医院、心血管病医院、美容医院、耳鼻喉科医院病死率均为 0。数据为 0 有两种情况：一是该项数据确实没有，二是有死亡患者但医院未在住院病案首页填写而导致数据缺失。2017 年民营专科医院医疗服务质量指标见表 3。

表 3　2017 年民营专科医院医疗服务质量指标

单位：%

专科专业	三级专科医院		二级及以下专科医院	
	住院病死率	2～31 天再住院率	住院病死率	2～31 天再住院率
眼科医院	0	7.88	0	5.69
耳鼻喉科医院	—	—	0	1.39
肿瘤医院	1.13	22.79	0.41	59.04
心血管病医院	0.57	2.19	0	3.19
妇产(科)医院	0	1.68	0.03	2.78
儿童医院	0.41	14.65	—	—
皮肤病医院	0	1.32	—	—
骨科医院	0.01	1.71	0.15	7.9
康复医院	—	—	0.10	9.07
美容医院	—	—	0	0
其他医院	0	4.21	0.03	6.45

3. 医疗服务效率

医疗服务效率最直观的指标是平均住院日及平均住院费用。2017 年，三级民营专科医院平均住院日最高的为皮肤病医院，平均住院费用最高的为妇产（科）医院。二级及以下民营专科医院中，康复医院平均住院日最长，美容医院平均住院费用最高。2017 年民营专科医院医疗服务效率指标见表4。

表 4　2017 年民营专科医院医疗服务效率指标

专科专业	三级专科医院		二级及以下专科医院	
	平均住院日（天）	平均住院费用（元）	平均住院日（天）	平均住院费用（元）
眼科医院	4.62	8355.29	4.27	7199.68
耳鼻喉科医院	—	—	7.29	—
肿瘤医院	10.04	11117.24	8.90	18360.50
心血管病医院	7.71	29607.69	13.66	29146.93
妇产(科)医院	4.45	42003.90	5.13	22373.82
儿童医院	7.71	11672.16	—	—
皮肤病医院	11.89	8497.66	—	—
骨科医院	10.32	11368.20	11.79	9774.18
康复医院	—	—	14.59	8525.25
美容医院	—	—	3.06	38618.30
其他医院	8.05	11351.78	8.69	6788.80

4. 合理用药指标

合理用药指标是我国等级医院评审工作及医疗质量管理中非常重要的内容。2017 年，各类三级民营专科医院的药占比分析显示，儿童医院最高，其次为其他医院；耗材占比分析，最高的是心血管病医院，其次是眼科医院；抗菌药物使用率分析，最高的是心血管病医院，其次是眼科医院。各类二级及以下专科医院的药占比分析，最高的是肿瘤医院，其次是其他医院；耗材占比分析，最高的是骨科医院；抗菌药物使用率以其他医院最高，其次是骨科医院。2017 年民营专科医院合理用药指标见表5。

表5　2017年民营专科医院合理用药指标

单位：%

专科专业	三级专科医院			二级及以下专科医院		
	药占比	耗材占比	抗菌药物使用率	药占比	耗材占比	抗菌药物使用率
眼科医院	3.07	38.73	4.65	0.50	3.40	0
耳鼻喉科医院	—	—	—	—	—	—
肿瘤医院	1.59	0.79	0.83	61.29	6.26	0.46
心血管病医院	13.08	50.24	20.65	0	0	0
妇产(科)医院	1.90	3.08	—	2.3	0.43	4.56
儿童医院	42.34	10.93	0	—	—	—
皮肤病医院	0	0	0	—	—	—
骨科医院	0	0	0	25.18	21.92	19.80
康复医院	—	—	—	13.44	3.11	0.08
美容医院	—	—	—	1.98	0.32	2.73
其他医院	20.19	2.41	0	36.74	2.90	23.04

三　民营专科医院主要疾病数据统计分析

综合考虑民营专科医院的专业特点和上报数据的专科医院数量，统计眼科医院、肿瘤医院、心血管病医院和骨科医院收治的主要疾病的各项数据指标。

（一）眼科医院

随着经济社会的发展和人口结构的老龄化，非传染性眼病成为我国致盲的主要病因，眼科疾病的患病率越来越高，其导致的视力受损甚至失明也逐渐成为影响患者生活质量的重要因素之一。白内障是最常见的致盲性疾病，据报道，白内障在我国60岁以上人群中的发病率已高达80%。民营眼科医院借着诸多国家政策得以快速发展，且目前不少省份的民营眼科医院可以成为国家基本医保定点单位，选择民营眼科医院治疗的白内障患者数量越来越多。民营眼科医院提供的中高端眼科医疗服务也具有与公立医院眼科服务定位不同的优势。

2017 年，民营眼科医院出院人次最多的病种是未特指的老年性白内障，且远高于其他病种，这与老年人的白内障发病率相吻合；出院人次排名前三位疾病为未特指的老年性白内障、翼状胬肉和并发性白内障，这一点也与“2016 年民营专科医院数据统计分析”（见《中国民营医院发展报告（2017）》）一致。

眼科医院主要疾病的病死率均为0，这与眼科疾患的病情较缓、对生命威胁较轻等特点有关。这 10 个病种中平均住院日最长的是玻璃体出血，其平均住院费用也最高。眼科医院药占比总体都较低，各病种间耗材占比和抗菌药物使用率差距较大，与具体病种的特点、治疗方式等因素均有关系。2017 年民营眼科医院主要疾病的总体情况见表 6。

表 6　2017 年民营眼科医院主要疾病总体情况

疾病名称	总出院人次（人次）	病死率（%）	平均住院日（天）	平均住院费用（元）	药占比（%）	耗材占比（%）	抗菌药物使用率（%）
未特指的老年性白内障	19607	0	2.64	7069.96	0.37	31.14	0.01
翼状胬肉	6002	0	3.24	3377.07	0.89	11.44	0
并发性白内障	4570	0	2.9	11481.95	0.58	28.96	0.02
视网膜脱离伴视网膜断裂	2351	0	7.03	13477.63	1.18	17.88	0.09
其他特指手术的随诊医疗	1964	0	6.16	8528.4	1.47	16.88	0
原发性闭角型青光眼	1504	0	6.9	8926.32	2.86	31.47	0.27
泪道慢性炎症	1370	0	5.78	6968.95	5.18	22.62	38.39
玻璃体出血	1301	0	7.19	14429.7	1.14	26.24	0.16
散开性共同性斜视	1042	0	6.47	6672.72	5.39	7.78	0
黄斑和后极变性	973	0	5.06	10892.5	5.49	25.07	0.11

（二）肿瘤医院

随着医疗技术水平的不断提高，肿瘤患者的生存时间越来越长，相应的，肿瘤医疗资源的供需缺口也越来越大，而公立医院尤其是公立三级医院在承担肿瘤治疗方面已然超负荷运转，这给了民营肿瘤医院很大的生存和发展空间。随着肿瘤患者生存期延长，肿瘤 MDT 治疗理念的应用推广，疼痛治疗及心理治疗越来越受到重视，相对于公立肿瘤医院的一床难求、公立综合性医院专科划分过细等，民营肿瘤医院更易于提供多元化、多层次的医疗服务。

2017 年民营肿瘤医院的主要疾病中居前两位的为肿瘤化学治疗疗程和放射治疗疗程，出院人次占主要疾病的 78.87%（18387/23313）。放疗和化疗具有长期性，从便捷角度来讲会有越来越多的患者倾向于选择民营肿瘤医院，而放疗对医院设备有较高要求，故民营肿瘤医院收治的仍主要是周期性化疗患者。

中国癌症发病率和死亡率持续上升，已经成为最主要的疾病死亡原因。据《中国卫生统计年鉴（2018）》统计数据，我国城市居民主要疾病死亡率中，以恶性肿瘤居首位，达 162.87/10 万；在恶性肿瘤中，死亡率居前三位的病种为肺癌（48.72/10 万）、胃癌（17.45/10 万）、大肠癌（13.29/10 万）。本报告显示，2017 年民营肿瘤医院病死率居前三位的疾病是未特指的胃恶性肿瘤、未特指的支气管或肺恶性肿瘤、直肠恶性肿瘤，病死率均高于 1%，与文献报道相符。

对肿瘤医院服务效率的分析显示，平均住院日和平均住院费用最高的均为放射治疗疗程，住院费用受住院日影响较大。药占比最高的是为肿瘤化学治疗疗程，为 68.65%，这与病种特点有关。耗材占比最高的为直肠恶性肿瘤，抗菌药物使用率最高的是放射治疗疗程。2017 年民营肿瘤医院主要疾病总体情况见表 7。

表7　2017 年民营肿瘤医院主要疾病总体情况

疾病名称	总出院人次（人次）	病死率（%）	平均住院日（天）	平均住院费用（元）	药占比（%）	耗材占比（%）	抗菌药物使用率（%）
为肿瘤化学治疗疗程	17359	0.01	7.7	14748.53	68.65	5.22	0.34
放射治疗疗程	1028	0.10	31.39	54198.26	23.17	3.69	3.06
未特指的乳房恶性肿瘤	1004	0.50	9.73	15099.15	24.82	3.12	0.1
未特指的支气管或肺恶性肿瘤	871	1.38	11.6	21923.49	31.86	3.9	1.39
未特指的胃恶性肿瘤	570	1.93	10.57	21126.33	28.16	9.28	1.06
直肠恶性肿瘤	557	1.08	11.07	21024.26	28.09	11.5	1.62
未特指的食管恶性肿瘤	488	0.41	13.86	26484.85	20.31	3.62	1.24
恶性肿瘤化学治疗后的随诊检查	487	0.21	5.47	5617.56	23.5	7.11	0
恶性肿瘤放射治疗后的随诊检查	308	0.65	6.49	5946.18	4.01	0.82	0.32
上叶、支气管或肺的恶性肿瘤	244	7.79	13.72	20985.98	36.32	3.33	0.42

（三）心血管病医院

据世界卫生组织发布，心血管疾病是全球的头号死因，每年死于心血管疾病的人数多于其他任何病因，因此心血管疾病的医疗服务存在巨大的市场需求。2017 年上报数据的民营心血管病医院尽管在数量上较少，但其中不乏优秀的医院。

2017 年，民营心血管病医院的主要疾病为冠状动脉粥样硬化性心脏病，按 ICD10 编码亚目统计，居前三位的病种为动脉硬化性心脏病、未特指的心绞痛和不稳定性心绞痛，占主要疾病出院人次的 52.6%。

分析心血管病医院的医疗质量指标，急性心内膜下心肌梗死的病死率最高（1.10%），未特指的心绞痛、其他类型的心绞痛、室上性心动过速、房间隔缺损、特发性（原发性）高血压5个病种的病死率均为0。

从医疗效率指标看，室间隔缺损的平均住院日最高，室上性心动过速住院日最低。平均住院费用居前三位的是急性心内膜下心肌梗死、心房纤颤和扑动、室间隔缺损。药占比最高的是特发性（原发性）高血压，最低的是室上性心动过速。耗材占比最高的是心房纤颤和扑动，其他病种除特发性（原发性）高血压外耗材占比都接近或高于25%，这与心血管疾病的治疗手段有关。抗菌药物使用率最高的是心房纤颤和扑动，最低的是未特指的心绞痛。2017年民营心血管病医院主要疾病的总体情况见表8。

表8　2017年民营心血管病医院主要疾病总体情况

疾病名称	出院人次（人次）	病死率（%）	平均住院日（天）	平均住院费用（元）	药占比（%）	耗材占比（%）	抗菌药物使用率（%）
动脉硬化性心脏病	5043	0.06	3.12	8216.87	16.12	24.66	1.73
未特指的心绞痛	4116	0	4.29	18926.91	6.53	58.24	1.6
不稳定性心绞痛	4109	0.12	8.06	36024.62	12.88	55.09	13.93
急性心内膜下心肌梗死	2098	1.10	8.29	44984.78	10.36	57.19	13.78
其他类型的心绞痛	2083	0	8.14	26740.99	16.1	52.45	9.55
心房纤颤和扑动	2057	0.05	8.01	44002.45	7.56	67.2	56.83
室上性心动过速	1744	0	3	20739.65	2.24	59.54	3.67
室间隔缺损	1472	0.14	13.75	36982.58	10.95	34.01	48.23
房间隔缺损	1326	0	9.64	32089.08	8.89	47.94	27.9
特发性(原发性)高血压	1176	0	8.26	7191.21	42.84	6.66	1.96

（四）骨科医院

随着现代社会的发展，各种创伤性骨折发生率逐年增加；与此同时，我国进入老龄化社会，老年人骨与关节退行性病变发病率也明显上升，这一方面使专科医院骨科得到快速发展，另一方面给民营骨科医院带来发展空间。根据《中国卫生健康统计年鉴（2018）》数据，2017 年我国拥有 617 家骨科医院，其中 92.2%（569/617）为非公立医院。在中卫云医疗数据服务平台上报数据的民营专科医院中，骨科医院也是各类专科医院中最多的。

在《中国民营医院发展报告（2017）》“数据篇”中，本课题组分析了 13 家民营骨科医院 2016 年出院患者的住院病案首页数据，与本年度报告分析结果相似。从出院人次看，居前两位的病种，两年均为涉及骨折板和其他内固定装置的随诊医疗、其他特指的椎间盘移位，只是排序有所不同；排第三位病种，2016 年为其他手指骨折，2017 年为腰椎骨折。但不管排序如何变化，骨科医院出院人次排前十位的病种大多为腰椎退行性病变及肢体骨折。也由于无多发伤、骨盆骨折等严重创伤，2017 年民营骨科医院主要疾病的病死率均为 0。

分析医疗服务效率，结果显示平均住院日最长的是胫骨骨干骨折，最短的是涉及骨折板和其他内固定装置的随诊医疗。平均住院费用最高的是股骨颈骨折，最低的为未特指的滑膜炎和腱鞘炎。合理用药指标分析显示，其他手指骨折药占比最高，未特指的膝关节病耗材占比和抗菌药物使用率均为最高。2017 年民营骨科医院各主要疾病的总体情况见表 9。

表 9　2017 年民营骨科医院主要疾病总体情况

疾病名称	出院人次（人次）	病死率（%）	平均住院日（天）	平均住院费用（元）	药占比（%）	耗材占比（%）	抗菌药物使用率（%）
其他特指的椎间盘移位	3617	0	10.1	9088.96	16.27	36.11	24.97
涉及骨折板和其他内固定装置的随诊医疗	2860	0	8.07	4712.12	22.72	7.34	17.55

续表

疾病名称	出院人次（人次）	病死率（%）	平均住院日（天）	平均住院费用（元）	药占比（%）	耗材占比（%）	抗菌药物使用率（%）
腰椎骨折	1117	0	13.09	14441	18.23	32.68	15.68
未特指的滑膜炎和腱鞘炎	1085	0	9.85	4428.43	22.15	2.41	18.49
锁骨骨折	1058	0	10.15	9078.3	17.12	30.56	19.68
其他手指骨折	902	0	10.59	8496.23	24.01	7.89	13.48
胫骨骨干骨折	888	0	16.26	14407.86	16.16	31.27	23.62
股骨颈骨折	856	0	15.07	23847.72	15	47.98	40.85
肱骨下端骨折	700	0	10.12	6878.41	14.39	14.37	12.05
未特指的膝关节病	671	0	12.58	17138.41	17.16	55.09	46.32

四　讨论

住院病案首页信息是医疗数据统计的重要来源，浓缩了住院病案的全部信息。近年来，住院病案首页信息成为评价医院临床服务能力和医疗质量水平、实现医院精细化管理的核心医疗数据。住院病案首页是当下标准化程度最高、最易于挖掘、最具有价值的医疗大数据，通过住院病案首页数据进行疾病流行病学调查分析，具有真实、客观的优势。中卫云医疗数据服务平台的构建，可帮助民营专科医院提高对信息化建设的认识，使民营医院在大数据的支持下找准定位，加强服务能力建设，提高与公立医院的竞争力。

本报告对 72 家民营专科医院 2017 年出院患者医疗数据进行了分析，72 家民营专科医院涉及 18 个专科专业，分别为来自全国 19 个省、市、自治区不同等级的专科医院，所有数据均通过住院病案首页采集并经过数据清洗、标准化处理、精确分析获得，数据来源真实可靠，具有一定的代表性，基本能够反映出我国民营专科医院的医疗服务能力与医疗技术水平。

从总体情况来看，2017 年民营专科医院的出院人次和手术出院人次较 2016 年增加了 30% 以上；平均住院费用 2017 年较 2016 年有所下降。大多数同一专业的三级民营专科医院的平均出院人次高于二级及以下专科医院，这一特点与医院规模有关。本报告进一步分析了眼科、肿瘤、心血管病、骨科医院的主要疾病，有助于帮助专科医院了解优势病种和主要市场，以专科打造品牌，以优势病种吸引患者，与公立医院差异化经营才能凸显优势。民营专科医院可以据此找定位、寻差距、觅方法，不断发展壮大，为广大人民群众提供高质、高效的医疗服务。

在研究中也发现，由于民营专科医院住院病案首页填报不规范或关键字段内容缺失，部分医院通过平台直报的数据无法使用。由此可见，为了更好地管理并利用相关数据来准确有效地评价民营专科医院诊疗工作的业务水平、服务能力，民营医院亟待提高住院病案首页填报质量，从而让医院的医疗服务能力得到真实客观的体现。

参考文献

[1] 国家卫生健康委员会：《2018 年中国卫生健康统计年鉴》，中国协和医科大学出版社，2018。

[2] 薛晓林：《中国民营医院发展报告（2017）》，社会科学文献出版社，2017。

[3] 王怡：《DRGs 形势下住院病案首页信息面临的挑战和对策》，《中华医院管理杂志》2017 年第 11 期。

实 践 篇

Practice Reports

B.11
国内独立血液透析中心的发展趋势

——来自达康医疗集团的探索与实践

陈少波 *

摘　要： 独立血液透析中心在2010年作为一种新的医疗机构类别出现，2016年12月国卫医发〔2016〕67号文件为独立血液透析中心制定了国家统一规范，并向全国推广。独立血液透析中心的发展，推动了医疗资源的合理分布，提高了尿毒症患者的治疗率，越来越多的尿毒症患者能够选择更便捷、更优质的透析服务，减轻了家庭就医支出成本和社会负担。达康医疗作为行业先驱之一，坚持标准化、专业化、同质化的连锁

* 陈少波，中国连锁独立血液透析中心创始人，达康医疗集团董事长，中国非公立医疗机构协会肾脏病透析专业委员会委员。

化道路，在短时间内形成核心竞争力并实现快速发展。

关键词： 慢性肾脏病 独立血液透析中心 民营医院 细分化服务 连锁经营

血液透析是20世纪医学上最新成就之一，也是一个发展较快的跨学科领域。而独立血液透析中心更是一种新兴的医疗机构，在我国的发展历史不到10年。从2010年原卫生部批准第一个试点，到2016年国家政策放开后的资本热捧，再到2018年市场的理性回归，达康医疗始终坚持标准化、专业化、同质化的连锁发展道路，以基层地区为支点，开展独立血液透析中心建设，为推进分级诊疗改革、完善基层医疗服务体系、缓解基层患者“透析难、透析贵、透析不方便”的问题发挥了重要的作用。从达康医疗集团的探索与实践，可以窥见国内独立血液透析中心的发展趋势。

一 我国独立血液透析中心发展历程

我国血液透析治疗最早开始于1957年，吴阶平教授等在唐山成功救治了急性肾衰竭患者。1972年，国内开始应用血液透析治疗慢性肾功能衰竭。1973年后，中国各大医院普遍开始了维持性血液透析工作，但总体发展较为缓慢。1989年全国仅有透析机762台，主要集中在大医院，区、县级医院只占极少数。1999年，我国有透析机4967台，地区发展水平不一，主要资源集中在华东地区，占49%，中南地区占23%，华北地区占14%，东北地区占11%，其他地区仅占3%，大多数县级公立医院还未设置血液透析室。2009 年，国内一些企业开始尝试以承包科室及设备投放的模式，着手建立血液透析中心，但这时的血液透析中心也是设立在其他医疗机构中，没有独立的医疗机构执业许可证及法人资格，无论从法理上还是政策上，均未得到明确支持，处于灰色地带甚至不合法的地位。

2010 年，为适应新的医疗改革发展需要，解决血液透析资源分布不均衡问题，改善基层尿毒症患者群体生存状况，原国家卫生部决定借鉴欧美等发达国家和地区医疗服务模式，开展通过引进社会资本设置独立血液透析中心，实现血液透析服务下基层、入社区的试点工作。这次试点工作在国内血液透析服务领域具有里程碑意义，使独立血液透析中心作为一种新的医疗机构类别出现，并建立了初步的规范。

首批参与试点任务的主要是达康医疗和山东威高。威高是生产及销售血液透析产品的上游企业，通过上游产品投放带动下游服务业务，尝试的是费森尤斯模式。而达康医疗则是典型的 DaVita 模式，以纯粹的专业细分化医疗服务和连锁化发展占据大量市场。5 年间，达康医疗先后在山东、江西、河北、山西等地以连锁的方式开设了 45 个独立血液透析中心，成为国内规模最大的连锁血液透析专业服务机构。

试点工作推动了国家相关政策和制度的发展。达康医疗直接参与了 4 个试点省的独立血液透析中心基本标准、管理规范以及 1 个国家级透析中心设置标准的制定、修订和实施工作，形成了一整套独立连锁血透中心的管理模式。在各试点机构的共同努力下，独立血液透析中心实践获得初步成效。2016 年 12 月 6 日，国家卫计委印发了国卫医发〔2016〕67 号文件，使独立血液透析中心有了国家统一规范，并将这一新型的医疗机构向全国推开。

政策的开放带来了社会资本的热捧，大量民营资本涌入独立血液透析中心市场，2017年，全国有52个民营独立血液透析中心获得审批，共增加1729个透析单元；以血液透析为主营业务的注册公司达304个。但是，随着资本对行业的了解不断加深，血液透析中心要求严、技术专、投入大、回报慢的现实，使大量跟风机构开始退出，2018年出现撤资潮。一些已建中心设置批文的转让现象开始出现，市场出现观望情绪。而以达康医疗为代表的有持续融资和资金保障能力、有成熟拓展和运营团队、有丰富的跨省运营医疗资源和品牌打造能力的企业则快速成为市场中坚，并开始进行市场整合，促进了行业的有序发展。

独立血液透析中心的发展，推动了医疗资源的合理分布，提高了尿毒症患者的治疗率。全国在各级医疗机构接受维持性血液透析治疗的尿毒症患者从2010年的18万人增长到2017年底的51万人，越来越多的尿毒症患者能够选择更便捷、更优质的透析服务，减轻了家庭就医支出成本和社会负担，患者获得感明显增强。

二　达康医疗坚持独立血液透析中心连锁发展的突出优势

正规化是医疗服务行业所有终端的发展趋势和基本要求。体量小、正规化建设能力不足的医疗机构势必会被正规的连锁机构所兼并。无论是欧美等发达国家和地区发展现状还是达康医疗在国内的实践探索，都证明了独立血液透析中心的连锁化发展将是主要模式。特别是国内行业总体处在起步阶段，达康医疗的连锁化发展更是充分体现出突出优势。

（一）连锁化发展的政策优势

国家医改大方向是取大去小、做强去弱。因此，《国家卫生计生委关于印发血液透析中心基本标准和管理规范（试行）的通知》（国卫医发〔2016〕67 号）中明确提出“鼓励血液透析中心向连锁化、集团化发展，建立规范化、标准化的管理与服务模式”“对拟开办集团化、连锁化血液透析中心的申请主体，可以优先设置审批”。这意味着专业、正规的力量肯定会取代落后、原始的力量。特别是血液透析中心作为基本民生医疗保障项目，具备连锁化发展能力的机构更容易得到国家的支持。因此，达康在各地设置审批过程中能够获得相比其他机构更高的认可度。

与此同时，达康的连锁发展也得到国投创益、云医投等国有投资机构的关注和支持，通过多种方式进行合作，并在云南、贵州、四川等西南地区全面建设面向基层地区的连锁血液透析服务体系。

（二）连锁化发展的管理优势

当前国内独立血液透析中心的特点是机构多、规模小、布局散、主体乱。这种“多”“小”“散”“乱”现象带来的最直接结果就是管理标准不统一、操作标准难监管、服务质量难保障，不仅机构本身存在医疗安全隐患，对整个行业信誉度的提升也会造成影响。

达康医疗则通过组织系统、运营系统、支持系统与控制系统的完善，构建了完整的连锁管理体系。组织系统明确了资产结构、法律形式、纵横一体化协作及内部专业化分工关系；运营系统明确了连锁经营各业务运营结构及流程；支持及控制系统保证了连锁发展中的人力、财力、物力、信息等资源的支持以及总部对整体医疗服务质量的管控。连锁化管理体系的建立，避免了经营管理中的差别，使全国各连锁中心规范地按相关标准行事，提高了管理效能和医疗质量。到目前为止，达康医疗已经实现安全透析 40 万台次。

（三）连锁化发展的成本优势

国内独立血液透析机构大多存在体量小、边际成本高、议价能力弱的痛点，在采购成本和效率上均处于弱势。而血液透析行业本身利润低、回报慢的特点，更使采购成本成为影响持续发展的关键因素，特别是随着透析医保支出逐年增大，合理控费将是趋势。

威高、三生等机构可以通过本身生产的上游产品来降低成本。而达康医疗则通过连锁化经营快速发展，扩大体量，以集中采购使成本大幅度降低。上游供应商不但愿意降低自己的价格，也愿意为各项营销活动提供更多支持，甚至一些产品可以实现贴牌生产。特别是随着体量的逐步变大，形成下游带动上游的现象，大量上游企业以多种方式加强了与达康医疗的合作，从而使达康医疗由下到上反向延伸到整个产业链。所以，从达康医疗的连锁发展效果来看，获得的采购边际效应已经远远超出采购成本本身。

（四）连锁化发展的品牌优势

医疗服务行业领域品牌传播固然需要各种市场策划，但其本身对广告的依赖程度要比其他产业低，主要靠患者的“眼见为实”和“口口相传”。达康医疗在全国 17 个省份拥有百余家连锁独立血液透析中心，其整体规模对于尿毒症患者群体来讲，已经代表了品牌实力和患者信任度。而“优质、便捷、平价”的连锁服务，使每新开设一家血液透析中心，都是一次品牌的推广。每家连锁中心既是品牌宣传的受益者，也是品牌宣传的主阵地。

（五）连锁化发展的效率优势

国卫医发〔2016〕67 号文件的发布，降低了血液透析中心设置门槛——达到 10 台透析机便符合最低设置标准，这也是 2017 年开始社会资本热捧血液透析中心的原因之一。但实际上一个中心从投入到运营，其行政程序及技术、人员准备往往需要一年时间，使资金向效率转化难度增大，对成长性是个巨大考验。达康医疗的连锁发展体系，从申报、选址、设计、建设、装修、培训、医保、信息、增患等方面形成了一套设计科学、流程合理、高效运转、标准化可以复制的系统，这个系统可以放到任何地方去复制，并有效地缩短了回报周期。

三　达康医疗血液透析中心连锁发展的模式和路径

（一）独立血液透析中心的发展模式

达康医疗在血液透析中心的连锁发展模式上分两个阶段。第一个阶段在试点期间，以自建自营为主。同其他试点机构采取与医院合作为主的模式相比，自营自建虽然对资金投入压力较大，但在形成自主品牌、建立连锁体系、完善连锁标准、培植企业文化上有更大的优势，这个阶段也是达康医疗打根基的时期，就是扎实做好最基层、最基础、最基本的工作。

第二个阶段是2016年国家政策放开后，当其他试点机构和跟进机构纷纷自建自营中心的时候，达康医疗凭借连锁运营和品牌优势，以股权合作、技术合作及技术＋资产合作的方法完成快速自我复制。在目前的收入结构中，自营独立血液透析中心比例较高，但随着合作血液透析中心数量的不断上升，以及连锁技术支援、连锁运营指导、连锁供应链等服务的扩展，通过专业化、细分化服务可以实现收益可观和风险可控。

（二）独立血液透析中心的发展路径

国内以连锁形式发展的民营专科医疗机构有很多，大多是自上而下进行布局，以一二线城市为起点逐步扩张。这是因为以眼科、口腔科为代表的民营连锁专科医疗机构所提供的服务是对国民基本医疗服务的补充，走高端化的道路，对人才、技术的依赖性极高。高端人才的引进和现有人员的培养，离开大中城市则失去吸引力；基层对高端医疗服务需求不高，市场处于培育期。

而血液透析服务属于维持尿毒症患者生存的基本医疗服务，虽然对技术操作的要求十分严格，但并没有过高的技术含量，对高端人才的依赖性不强，且市场需求就在基层。所以达康医疗的连锁发展是自下而上，以“支点在基层、支撑在区域、支持在全国”的路径进行连锁血液透析中心布局的。

“支点在基层”即从试点阶段开始，达康医疗就一直以县一级为主要发展方向，这样既帮助政府解决了基层透析资源不足的问题，也避免过早陷于同公立医院及其他机构竞争的局面。此外，通过以点带面，集中布局，迅速在一个区域内形成“农村包围城市”的局面，达成体量优势。比如，达康医疗在江西省有 7 个县级连锁中心，在赣南、赣北形成了较大的优势，其中有 2 个中心维持性透析人数超过 200 人，这个数据即使在市一级公立医院透析室也很少见。

“支撑在区域”包括两个方面。一个是管理支撑，统筹整个区域内连锁中心运营工作；另一个是技术支撑，是指针对区域内连锁中心发展情况，在该区域通过设置专科医院或组建医生集团来对连锁中心提供进一步的诊疗和健康管理服务，服务范围向上延伸。区域医院属个性化连锁发展，除慢性肾脏病诊疗中心及同肾脏病有紧密关联的糖尿病诊疗中心和高血压诊疗中心按严格的连锁管理外，其余项目有很大的自由度。区域医院和基层中心没有管理上的隶属关系，属于服务与被服务的关系。此外，区域医院还有城市社区血液透析中心的孵化功能。

“支持在全国”也包括两个方面。一个是连锁化支持，在采购、配送、信息、培训、财务等方面提供全国整体化支持；另一个是医疗资源全国性调配，主要是通过达康医家互联网医院，为全国连锁中心提供线上、线下优质医疗资源及医疗咨询平台，从基层支点起，搭建基层医疗、移动医疗、远程医疗到智慧医疗的立体化医疗服务生态。

当前达康医疗全国连锁中心的临床数据和患者资料信息量已经超过多数公立医院，并且随着体量的增长，未来数据量将更为庞大。所以在互联网医院为基层提供支持的同时，也通过大数据分析，实现达康医疗自我化管理和评估。数据质量、结构、准确度、完整度和即时性非常强，为未来血液透析医疗研究、药品器械研发和预防筛查奠定了强有力的数据基础，也为通过连锁血液透析服务向上游产业链及相关医疗服务的发展打开了通道。

四　国内连锁独立血液透析中心的市场前景

中国慢性肾病发病率为 10.8%，患者高达 1.2 亿人，发展成 ESRD（肾病终末期）患者理论数据将在 200 万人以上，且目前中国糖尿病、高血压两大慢性病不断高发，又将不断催生新的 ESRD 患者，数量以每年 11% 的速度增长。同庞大的患者群体相比，我国目前透析资源明显不足，血液透析中心仅 5419 家，大多数设置在二级以上公立医院，民营独立血液透析中心还未成为主体力量。截至 2017 年底，我国维持性透析患者 51 万人，治疗率同发达国家及国际平均水平相比还有很大差距。

根据《“健康中国 2030”规划纲要》中“建立起体系完整、结构优化的健康产业体系，形成一批具有较强创新能力和国际竞争力的大型企业，成为国民经济支柱性产业”的目标，中国独立血液透析行业大有可为。随着医保制度的完善，到 2030 年，我国透析水平将达到发达国家水平，按透析年人均费用 8 万元计算，理论市场容量可达 1600 亿元，成长空间巨大。

同时，巨大的市场需求将拉动上下游产业快速发展。未来市场透析机需求约 50 万台，将形成 500 亿元的市场。每年带动相关产业实现产值 760 亿元，其中设备折旧更新 60 亿元/年、耗材 400 亿元/年、药品 100 亿元/年、特医食品 200 亿元/年。

此外，血液透析行业发展对经济的间接影响不可忽视。按照市场容量计算，未来全国独立血液透析中心及医院透析室将达 2 万个，按每个中心配置 20 名工作人员算，将产生 40 万个就业岗位。随着医疗技术条件不断提升，患者通过规范透析，改善健康状态，从而回归社会，将有不低于 35% 的患者可参加正常工作，为社会创造价值。

独立血液透析中心相关政策的出台及行业的兴起，已经带动了威高、建帆、宝莱特、三生等多家上游企业的发展。而以达康医疗为代表的提供细分化医疗服务和连锁化发展的民营机构将成为血液透析服务行业的主流。以世界 500 强 DaVita 为例，该公司凭借细分化医疗服务和连锁化发展，在北美及东南亚共开设 2383 家血液透析中心，服务 18 万名患者，市值达到 144 亿美元。

短期看，2016 年大量机构的涌入，造成了一些行业内竞争。但从长期看，由于透析人群增长快，总体市场巨大，各机构之间的合作将大于竞争。比如，独立血液透析中心和公立医院可以通过专科联盟的方式进行分诊、转诊以及绿色通道等方面的合作；各独立血液透析机构在整合供应链、开展旅游透析、创立产业联盟、统一行业标准等方面，也有十分广阔的合作空间。

五　达康模式对我国独立血液透析中心行业发展的启示

独立血液透析中心这个行业的产生，目的是解决基本民生问题。如果仅从资本运作方面考虑，而忽视医改出发点，行业的发展将陷入无序。达康医疗在连锁实践过程中，之所以实现快速发展，关键在于紧紧把握了三个根本，即发展根本方向、患者根本需求、行业根本目标。

（一）发展根本方向

企业发展的根本方向要始终同大政策同步，特别是民营医疗企业，吃透政策、适应政策甚至影响政策是保持发展的重要保证。独立血液透析中心项目的推进，无论是在试点阶段还是在政策开放阶段，都要通过引入民营资本，缓解基层透析资源不足的问题。离开基层这个选项谈发展，无异于缘木求鱼。

多年来，达康医疗没有急于抢夺经济发展水平较好地区的市场，而是把力量主要投向了县一级，特别是老、少、边、穷地区，在解决这些地区患者长期奔波到外地透析问题的同时，也得到各级政府的大力支持。也正是因为这个原因，达康医疗得到多家国有投资机构的扶持，合作构建覆盖西南地区及全国 592 个连片贫困县的独立血液透析中心体系，实现了民营医疗机构发展和基层医疗卫生事业发展的双赢局面。

（二）患者根本需求

尿毒症是八项重大疾病之一，患者需要终身透析维持生存，这也是造成因病致贫、因病返贫的重要因素。对于这个特殊患者群体，“不跑路，少花钱”就是最根本的需求。把中心设置在基层就是让患者“不跑路”；通过连锁经营降低成本，可以让患者“少花钱”。满足这两个条件，就能够赢得患者的认可，同时也赢得市场。

（三）行业根本目标

血液透析行业的发展，最终目标是改善患者生存状态，实现回归社会。要实现这个目标，需要两个核心能力：一个是医疗品质，另一个是医疗人文。连锁化发展统一培训标准、操作标准、服务标准、管理标准，实现全国同质化医疗，使患者在一定程度上恢复劳动能力。而人文医疗也是血液透析行业最好的注解，无论是从服务对象角度，还是从市场主体角度，都是面对尿毒症患者这一群体，达康医疗在连锁化发展过程中始终重视“达济天下，康润众生”文化的植入，做好完善的健康管理和心理辅导，并通过公益项目向建档立卡贫困患者提供救助。达康医疗力图通过这两个核心能力使患者身体和心理状况得到全面改善，使其恢复社会功能，创造社会价值，产生社会效益。这也是达康医疗品牌的生命力所在。

参考文献

［1］王质刚：《血液净化学》（第三版），北京科学技术出版社，2010。

［2］苗成栋、张建中、张永强：《我国血液透析中心连锁发展模式思考》，《中国血液净化》2013 年第 8 期。

［3］《国家卫生计生委关于印发血液透析中心基本标准和管理规范（试行）的通知》（国卫医发〔2016〕67 号）。

［4］赵成龙、陈忆单：《中国民营独立血液透析中心发展情况盘点》，http：//med. sina. com/article_ detail_ 103_ 2_ 47085. html。

B.12 博亚体系医院区域化连锁模式初探

沈 博*

摘　要： 随着时代的发展和医疗产业的变化，社会办医不断发展壮大。基于当前发展需求，社会办医有必要结合自身实际不断转型升级，从而充分利用自身客观优势，发挥自身潜能，与公立医院开展差异化竞争。结合博亚体系医院多年来的办医经验，本报告在详细分析社会办医各种潜在发展模式的基础上，对有博亚特色的"区域化连锁"办医模式进行总结，提炼出规模化运营、关注医疗价值和人力资源管理、提升综合管理实力等办医亮点。

关键词： 社会办医　区域化　集团化

进入21世纪后，由于我国政府支持力度不断加大，以及人民群众对多层次医疗保障需求不断增加，社会办医快速发展。尽管如此，目前我国医疗资源的合理化利用却才刚刚起步，医患矛盾仍然尖锐，主要表现为较大医疗需求与较高医疗费用的双重压力。优化医疗资源结构和布局、提升核心医疗资源的利用效率是行业发展的必然要求，

---

* 沈博，昆明博建医疗投资公司总经理，云南博亚医院院长，昆明博健医疗创始人，多年来一直从事民营医疗机构的投资建设和经营管理工作，专注于医疗机构筹建、医疗服务市场定位及医院运营管理。

而拥有灵活运营模式的社会办医将成为填补当前医疗资源空白的主力军。结合博亚体系医院多年来的发展经验，我们总结了几种运营发展模式，具体如下。

一　当前我国社会办医发展的可行模式

随着国家和政府对社会办医的持续重视，社会办医随着医疗改革进入新时代。与此同时，医疗服务行业正向着以更低医疗成本获取更优医疗效果的价值导向型医疗发展，社会办医新格局正在形成。基于这样的形势，笔者认为，我国社会办医应当围绕政策、资本、支付、人才以及技术这五大维度的发展趋势不断进行转型升级；从整体上看，社会办医需与传统公立医院开展差异化竞争，形成更加清晰且可识别的价值主张，从规模化扩展、连锁专科领导者、一体化服务等潜在发展模式中选择最适合自身的业务模式，从而总结出可能的发展路径。

（一）影响和改变医疗服务行业的新力量

当前形势下，政策、资本、支付、人才、技术五大维度的新力量正在持续深远地影响着我国社会办医，社会办医应当围绕这五个方面不断转型升级，充分利用客观形势为自身发展带来的机遇，从基础上提升自身实力。

1. 国家社会化办医政策为社会办医注入活力

近年来，《关于促进社会办医加快发展的若干政策措施》《关于国有企业办教育医疗机构深化改革的指导意见》等社会化办医政策不断出台，我国多元办医的格局已初步形成；且随着国家医疗改革的推进，社会办医在分级诊疗的医疗服务体系中将成为除公立医院以外的重要力量。

2. 多元化社会资本助力社会办医的扩容和整合

目前，风险/私募投资机构、医药集团（包括医药产业链企业）和保险资金共同组成了社会办医市场多元化的资本结构，这些投资方共同促成了公立医院改制、转型与社会办医疗机构规模化扩张、海外资本引入的并行。

3. 医疗服务支付方式发生变革

目前，平衡社保支出已成为我国深化医疗体制改革过程中面临的最大挑战，国家已通过出台政策、税收鼓励、投资鼓励及信息共享等途径支持商业保险发展并与医疗机构合作，以对基本医疗保险予以补充，基本医疗保险将不再是唯一医保支付方式。基本医疗保险的准入高门槛向来是社会办医疗机构发展的主要障碍之一，商业保险的发展和普及将极大刺激社会办医的服务量增加，而险医结合的合作模式也将引导更多病源向社会办医流动。

4. 医生资源市场化为社会办医带来利好

2009 年以来，医生多点执业机制已逐步确立，由此带来公立医院“名医”至社会办医疗机构兼职从业、独立医生集团与民营医院合作等现象，这在医疗服务质量、品牌塑造乃至学科规划建设等方面极大地促进了社会办医的发展。医生执业环境发生转变，直接导致医生资源市场化，为社会办医带来较好的人才机遇。

5. 领先技术带动诊疗服务升级

目前，“互联网 + 医疗”已逐渐被市场所接受，数字技术与移动互联网医疗的高度普及为诊疗服务提供了较大助力，主要表现为通过移动客户端和虚拟化数据，实现集诊断、治疗、康复和疾病管理于一体的高效服务，同时以较低成本提供更精准的临床决策。

（二）社会办医潜在发展模式探讨

在五大维度客观趋势的持续影响下，社会办医疗机构要转型升级，形成与公立医院及其他竞争对手差异化的竞争优势，必须进行清晰明确的自我定位和规划。结合国内外社会办医多年来的发展经验，目前可供国内社会办医借鉴应用的潜在发展模式主要有规模化扩展、连锁专科领导者和一体化服务三种。

1. 规模化扩展

这是一种基于医疗体系现状的传统扩展模式。重点为借助公立医院供给不足的机会，通过新建更多不同类型的医院和诊所，实现集团化、规模化、连锁化经营。此种模式主要强调通过构建医疗网络，覆盖尽量大的人群基数并提供高性价比的医疗服务；同时通过集团进行集中运营管控，获取成本和效率方面的优势。

2. 连锁专科领导者

这是一种将自身业务专注在某种需要高度专业能力的疾病治疗上的模式。这种模式专注于专科疾病的治疗，通过系统性地利用研究及临床实践积累的深厚经验，形成竞争对手无法企及的优势，从而基于疗效获得稳定的业务增长。

3. 一体化医疗健康服务

此种模式往往需要保险公司和医疗服务机构相结合，从而形成同时覆盖初级（预防）、二级（诊疗）和三级（院外健康管理）诊疗服务的一体化医疗模式，通过打造包括预防、诊断、治疗、康复和健康管理在内的完整医疗产业链，实现病患价值的最大化，同时更好地控制赔付风险。

二　博亚集团化、连锁化经营发展的探索

在政策全方位指导、资本多元化支持、医生资源市场化、支付能力改善、技术与数字化发展的新时代办医环境下，社会办医疗机构也在应对、吸收、利用这些环境因素，重点向“技术化”和“规模化”

发展：综合医院更关注规模，预计会出现更多的整合；越来越多的社会办专科医院则正在进入技术导向型的领域；基层医疗连锁也将大量出现，致力于在区域内建立密集网络，提供标准化及高性价比的服务。基于以上形势，通过不断地探索与总结，我们得出了以下办医经验。

（一）结合新时代办医环境，量身定制发展战略

在新时代办医环境下，博亚体系医院结合“规模化扩展、连锁专科领导者、一体化医疗健康服务”三种潜在办医模式，根据自身发展需求及优势做出战略部署。在发挥已有资源和优势的同时，不断推动业务转型，实现新的突破，走出一条特色发展之路。

1. 整合强势医疗资源，实现规模化经营

云南博亚医院是一家严格按照国际 JCI 医疗标准建成的三级综合医院。在多年来的运营过程中，依托博健医疗集团旗下云南肾脏病医院 20 余年的发展积淀，通过系统性地利用这一云南省最大的血液透析及肾脏移植术后随访中心较强的业务管理能力及云南博亚医院三级综合医院的平台优势，以“综合医院 + 肾脏专科连锁”“肾脏专科医院 + 独立透析中心”为特色，通过集团进行集中运营管控，快速建设起了以博亚医院为核心的博亚透析网络，遍布云南省 17 个地区；其在当下民营医院利好政策的推动下得以快速发展，构成博亚体系医院（云南博亚医院 + 博亚透析网络），逐步实现集团化、规模化、连锁化经营。

2. 精准定位自身业务重点，成为连锁专科领导者

要成为专科领域内的佼佼者，社会办医疗机构需要在自身明确的发展定位、目标和愿景的基础上，拥有清晰的专科或疾病聚焦；项目实施伊始就高度重视患者引流，并设置合理的价格标准；通过全职、全身心的临床领导人打造强大的临床能力，实现优异的疗效，以吸引

患者，建立核心患者群。

我国慢性肾脏病发病率高，众多终末期肾脏病患者未能得到很好的透析治疗。然而，目前我国公立医院的血液透析中心只有2300多个，能够服务的患者仅为26万人左右，有600多个县还没有血液透析中心，且一些地区医疗机构由于受到人才、设备、技术等条件的限制，透析质量欠佳。据此分析，我国血液透析市场存在巨大缺口，且缺口不可能通过公立医院血透中心继续扩大来满足，剩余的大量市场空间都会被民营机构所占据，而这部分市场还处于亟待开拓的状态。

博亚体系医院核心管理团队基于现有的医疗体系，通过精准的市场定位，着重捕捉公立医院供给不足的市场空白，锁定透析市场的巨大潜力，凭借博健医疗集团及旗下云南肾脏病医院“肾脏病学全国临床重点专科建设项目”的学科优势，在一批高年资肾脏病专家的带领下专注肾脏病专科疾病治疗。同时，临床上，在逐步控制医疗风险的同时，打造自身全面扎实的临床能力，形成技术及管理优势，基于疗效获得稳定的业务增长。

3. 实现医保逐级覆盖，建立一体化医疗健康服务

一体化医疗健康服务往往需要结合保险公司和医疗服务机构，同时覆盖初级、二级和三级等不同的治疗服务，通过为患者提供完整的医疗服务和健康管理，令病患实现价值最大化，同时更好地控制赔付风险。

博亚体系下各医院凭借博亚透析网络的连锁优势，有效将博亚医院三级综合医院的优势医疗资源下沉，并建立双向转诊制度。当下，博亚医院医保支付服务不断完善，异地就医医保网络已逐步构建，在博亚透析网络各网点就诊的肾脏病患者在得到三级综合医院全面、优质的诊疗服务的同时，也享受着集团总院的医保支付便利。

（二）实现“量”到“质”的飞跃，全面提升医疗价值

社会办医疗机构要真正实现从“量”到“质”的飞跃，最核

心的就是提高临床疗效和质量，特别是那些对患者真正重要的疗效指标。基于疗效数据的分析，医院可以更好地识别改进方向，推动在临床质量和患者服务上的持续改善，这将有效提升医院的行业影响力和患者认可度，从而反过来吸引更多病源，促进业务更快增长。同时，疗效数据分析有助于更加精细化的医院管理，利于优化成本结构，提高盈利水平，从而形成质量、业绩和盈利的良性可持续发展。

1. 进行体系化的医疗质量管理

博亚体系医院建立了院科两级质控体系，成立了医疗质量管理委员会，院长任主任委员，下设办公室与医务部负责具体事务，科主任则全面负责科室质量管理工作。此外，博亚体系医院还从病人安全、感染控制、不良事件管理、患者体验等方面建立院级重点医疗质量控制指标，科室针对业务特性建立科级质量控制指标，并在质控指标中设目标值。

2. 将医疗质量指标进行数据化管理

博亚体系医院针对核心业务板块——血液透析服务，借助信息化手段全面支撑医疗质量提升。博亚体系医院透析信息管理系统将诊疗服务质量数字化，以患者管理、透析监测、治疗管理三个模块为核心，通过数据端口与全院 HIS 系统并网，借助 RFID、PDA、触摸查询端、通信采集等设备重建相关治疗流程，以 EMR 为核心，全面控制医疗质量。

基于以上举措，我们还结合患者满意度调查、投诉管理、不良事件上报、质量指标监测及日常督导等方式主动、被动地发现医疗质量缺陷，并采用 PDCA、科室专项质量分析会、科室沟通会、院级质量分析会、绩效考核等方式对医疗质量指标进行分析、改进，持续改善临床疗效和质量，从而提升诊疗价值。

（三）着力推动运营改善，进一步优化集团管理

随着国家对医保控费越来越严格，医院面临日益严峻的成本压力，很多社会办医疗企业已达到较大的规模，但旗下新建或者新并购的医院却迫切需要提升业绩。通过推动运营改善，能够真正意义上提高这些医疗机构的核心价值。

博亚体系医院经过实践，总结出改善和优化医院收支的常见抓手，从临床流程、资源分配、采购管理、资产配置等多方面，全面提高医院运营效率，加快资源周转，优化成本结构，降低无效开支。同时，还通过建立系统化的集团管控以控制风险，制定标准化的管理流程和临床标准以确保服务质量，搭建集团内部的共享平台以促进资源的有效利用，提升集中采购力度以降低成本。

博亚体系医院集团按照一体化发展的原则，从集团层面统筹调配全集团各项医疗卫生资源：一是同类优势医疗资源向同一成员单位聚集，形成合力，引入兼具实力与口碑的实力医疗团队，打造重点学科和特色专科；二是坚持差异化发展战略，为各成员单位设定不同的重点学科和特色专科建设目标；三是集团通过组织学术会议、走基层义诊等形式，针对不同需求开辟不同的医疗服务方式，从而打通市场渠道，提升自身医疗品牌在业内及社会上的影响力。

（四）加强人力资源管理，激发人才积极性

优秀的人才是社会办医疗机构的立身之本，也是目前社会办医发展壮大的助推器。随着医疗人才市场化程度的不断提高、公立医院编制改革和多点执业的推进，以及医生集团的涌现，社会办医院获取人才的途径将更加多元化。社会办医院必须不断提高人力资源管理能力，更好地吸引、激励和留住人才，从而为集团规模化扩展打下坚实基础。

1. 获取人才和培养人才

医生是社会办医所需的核心资源，也往往是最大的挑战。从2009年原卫生部印发《关于医师多点执业有关问题的通知》并在部分地区先行试点，到2015年1月《国务院关于促进健康服务业发展的若干意见》发布，国家从政策上一步步放宽了对于医师多点执业的条件要求。

博亚医院除了直接聘请外，还通过与公立医院和医生集团合作，利用多点执业等方式引入高端医务人员或医疗团队，并不断建立灵活高效的培养体系、完善的培训教学系统、规范的教学制度，注重临床实践操作技术，从而为博亚体系医院输送经过专业培训的医护人员，创造人尽其才的良好就业环境。

2. 形成共创、共享、共担的合伙人创业文化

在人才激励和管理上，社会办医疗机构需要考虑突破现有的传统公立医院管理模式，探索新的绩效和激励机制，降低医生收入与业务的挂钩程度，把医生的关注重点转移到医疗质量和患者服务上，这样才能真正推动医疗价值的提升。除了提供具有市场竞争力的薪酬福利外，更重要的是为医护人员提供可持续的职业发展空间，实现优势资源共享的聚合效应，包括在临床诊疗能力、学术能力和领导力三方面的发展提升。通过多年的办医经历，博亚体系医院深知建立适应民营医院发展的科室团队是民营医院发展路上的开路先锋，这也是医院近年来不断发展壮大的先决条件。

基于民营医院与公立医院体制的差异，我们要求专家团队以科室带头人为代表实现“一专多能”，坚持“专业型培养和综合型培养”同步进行。科主任不但要具备一名专业型医学人才的专业素养，还需成为集“社会活动家”及“管理专家”于一体的综合型人才。这样一来就可以通过资源整合和行业多形态发展的方式改变核心医生执业的生态环境，实现优势资源共享的聚合效应，形成共创、共享、共担

的合伙人创业文化。此外，需要不断推动跨学科的协作，打破科室间的壁垒，在治疗过程中从患者角度出发寻找最佳的综合治疗方案，同时有效控制整体的医疗成本。

（五）“对标”先进医疗机构，提升综合管理实力

医疗机构间的竞争已从单纯的医疗服务变成了综合实力和经营理念的较量。医院及其相关产业需通过管理创新来提高竞争能力，以适应医疗市场变化。目前，中国传统医疗机构的竞争日趋激烈，民营医院和医疗服务机构逐渐进入市场，消费者最终会像对待其他行业一样对医疗产业提出高水平和多样化的服务要求。因此，对于医疗机构，管理人员的重要性愈发凸显出来。随着医院管理要求的提高，医院管理队伍的现状必须改变，管理人员应逐步走向职业化、专业化的道路。作为医院或医疗服务机构的高层管理者，其管理理念和经营水平直接决定着医疗机构的发展前景。

我国台湾地区的医疗机构在医院精细化管理方面建树颇深，是社会办医的重要学习榜样。博亚体系医院组织各级管理人员赴台湾深度学习医院管理经验，并聘请台湾的老师针对博亚体系医院的管理体系、服务流程、医疗安全等多个板块进行辅导。通过 PDCA 的不断优化，博亚体系医院在综合管理实力方面有了明显的提升，在 2018 年 9 月顺利通过了德国莱茵 TUV－SQS 服务质量体系认证。

综上，我国社会办医应当聚焦于规模化和集团化发展，引入非基层医保的支付方式，探索开展公立医院难以顾及但在未来有较大增长潜力的医疗服务领域，从而与公立医院实现错位发展，充分填补当前诊疗空白，为我国医疗行业注入新兴力量。基于这样的发展思路，云南博亚医院还将逐步建设成为区域医疗中心、三级甲等综合医院及教学附属医院，不断提升医疗质量，实现稳步跨越式发展。

参考文献

[1] 夏小燕、吴淳、黄培杰、严慧文：《新时代、新格局下的社会办医致胜之道》，波士顿咨询公司，2018 年 1 月。

[2] 夏小燕、黄培杰、Stefen Larsson：《跨越式发展：价值导向型医疗在中国》，波士顿咨询公司，2017 年 11 月。

B.13

医院文化为民营医院可持续发展助力

——以靓美口腔医院集团为例

徐泽斌*

摘 要： 医院文化是医院的灵魂，是在医院核心价值体系基础上形成的，是具有延续性的共同的认知系统和习惯性的行为方式。这种共同的认知系统和习惯性的行为方式使医院员工彼此之间能够达成共识，形成心理契约。良性的医院文化可以助推医院的经营业绩提高和业务高效发展，甚至成为医院持续性发展的动力源泉。

关键词： 医院文化 民营医院 持续性发展

医院文化是医院的灵魂，是在医院核心价值体系的基础上形成的，具有延续性的共同的认知系统和习惯性的行为方式，且这种行为方式使医院员工彼此之间能够达成共识，形成心理契约。靓美口腔医院集团在创业初期，就重视医院文化的培育及建设，运营短短几年的时间，通过医院文化的创建与管理，树立了医院所在区域内的标杆形

* 徐泽斌，靓美医疗集团董事长，靓美医疗品牌创始人，中国医院协会民营医院协会委员，市级民营医院协会会长，主要研究方向为中国民营企业运营管理实践与中国民营口腔专业实体运营及投资管理。

象及品牌影响。本报告通过四个方面总结靓美口腔医院集团文化建设促进医院持续性发展的实践经验。

一　靓美文化的形成

靓美口腔医院集团的精神文化为“用心、坚持、学习、创新”，并衍生出靓美“实现员工价值，满足客户需求，承担社会责任”的价值观以及一系列的精神文化理念。靓美人秉承“以客户需求为中心”的服务宗旨，确定了“中国安心安全专业口腔医院第一品牌”的战略愿景，本着“以技术推动品牌，以服务赢得客户，以文化传承百年”的经营理念，践行“牙齿防治推动健康文明”的事业使命，用“尊重、平等、定制”的服务标准为客户提供安心安全的医疗技术和服务。

靓美口腔医院集团的品牌定位很简单，即“安心安全，牙更好”，充分诠释了靓美品牌的信念和事业信仰——“人本靓美”。靓美人坚持以“多一份早期专业牙病防治，就少种一颗牙”和“能防不治、能治不修、能修不拔”的口腔系统健康防治管理理念，让广大群众都能有一口好牙，并逐步发展影响到全国各地。

二　靓美文化的构成

靓美文化自建设之初就按照系统性的管理结构进行梳理和培育，在强化精神文化、规范制度文化、提升物质文化、推进行为文化的同时，更注重各项文化的统一和关联，使各项文化真正融入靓美人思想和行为中。

（一）精神文化

精神文化即理念文化，主要包括对医院愿景、战略目标、医院使命、医院精神、医院价值观、经营理念等核心理念以及医院内部主导标语口号和医院对外宣传用语的确定和贯彻落实，使之成为规范靓美口腔医院集团和员工行为的信念和准则。

靓美口腔医院集团的精神文化包含20条核心医院文化理念，这20条理念是全体靓美人都能熟知熟背的理念方针，引导靓美人的日常行为；同时，靓美还陆续建立了员工奉行理念、客户服务理念和医院管理理念等，形成了医院文化体系。

（二）制度文化

制度文化是靓美口腔医院集团数年经营和管理实践中产生的文化特征和文化现象。它是靓美文化中人与物、人与医院运营制度结合的“桥梁”，是一种约束医院和员工行为的规范性文化，既是医院为了保证实践目标而形成的一种管理形式和方法的载体，又是医院从本身价值观出发形成的一种制度和规则，包括医疗管理制度、护理管理制度、院感管理制度、人力资源管理制度、行政管理制度、后勤管理制度、采购管理制度、经营管理制度等一系列的制度规范。

（三）物质文化

靓美物质文化最直接的体现就是医院的VI系统，蓝色就是靓美VI系统里最常用到的一种配色，但凡是靓美的医院标识及宣传，似乎都离不开靓美蓝的衬托，这种规范的VI管理系统，传承给靓美的就是一种物质文化。

（四）行为文化

行为文化是指医院为保障其根本利益而在长期的经营活动和医院内部人与人之间行为活动中形成的行为规则和默契，具体内容包括基本原则、服饰与礼仪规范、行为规范、语言规范、文化活动等。行为文化是医院文化的重要载体，是医院文化落地的关键环节。

三　靓美的核心价值观

靓美文化也是靓美口腔医院集团核心价值观的体现，是医院经营管理的灵魂。靓美不仅要提升和构建医院文化的理念体系，更重要的是将其转化为全体员工的集体观念，使员工在行为过程中体现医院所倡导的价值观。靓美的文化理念发展，始终围绕其核心价值观，即“实现员工价值，满足客户需求，承担社会责任”。

（一）实现员工价值

从员工角度来讲，医院文化这种“群体意识”是共同价值观的打造，它如同一根纽带，把员工的个人追求和医院追求紧紧地绑在一起。好的医院文化营造的是一种积极向上的良好工作氛围，使员工产生归属感，在激励员工努力工作为医院带来利益的同时，向员工提供了一个有利于挖掘其潜能的良好的发展平台。

医院文化作为渗透至各个领域的核心理念，激励或约束员工，指导着整个组织的运作；既是对过去传统的继承，又通过不断革新适应新的形势，维系着医院的生命；帮助员工实现自我价值，通过培训让员工成长并提升其综合能力，开通内部晋升通道，为员工铺设职业发展路径，最终引导员工实现个人事业生活梦想的双丰收。这四个方面是靓美实现员工自我价值的关键。

1. 靓美员工奉行理念

“保证完成工作，绝不找借口”是靓美员工奉行的理念，具体表现为：释放正能量，不做黑洞；先服从，再沟通；方法总比困难多；内向思维，结果导向。员工在执行工作过程中，只要用心并相信方法总比困难多，就没有解决不了的困难和逾越不了的障碍，这就是靓美员工奉行的工作理念。

2. 建立靓美学院

2017 年 6 月，靓美口腔医院集团与燕京理工学院正式签署共建协议，此次深度战略协作促进了靓美口腔医院集团在扩大口腔医学行业发展的基础上，为靓美学院搭建人才培养平台奠定了坚实的基础。同年，靓美学院正式宣布成立，通过新员工入职、专题培训组织、人本塑型、蝉蜕精英和高级管理研修五大模块课程设计，不仅系统规范了靓美人才培养计划的实施，也为靓美人才考核、培养、晋升打下了坚实的基础。

3. 开通靓美晋升通道

靓美口腔医院集团几乎所有的中高层管理人员都是通过内部晋升通道选拔出来的，一方面，医院更习惯用自己培养的人才，也就是那些与靓美集团共生共存的忠实员工，他们已将靓美的文化深植内心，更能理解医院的核心管理文化；另一方面，靓美更愿意帮助员工建立自己的个人价值体系，实现员工的自我价值提升。

4. 靓美人的事业和生活梦想版图

每一位靓美人，不管身处什么岗位，都有一份事业梦想版图和一份生活梦想版图，这份梦想版图描绘的就是员工的终极人生目标，即靓美员工未来的样子。有了这份梦想版图，员工在自己的职业生涯规划上就更清晰自己的职业发展目标是什么，医院也更容易寻找到与员工共同奋斗和努力的一致性发展路径。

每年一度的靓美颁奖晚会是靓美医院文化的集中体现，晚会通过节目表演为员工创造展示自我的舞台；通过年度先进表彰，带动靓美子文化——榜样文化、感恩文化、家庭文化的建设。集团员工通过这个舞台收获了荣誉、感动和惊喜，每年晚会的举办也进一步激发了靓美员工的使命感、归属感、责任感、荣誉感和成就感。

（二）满足客户需求

靓美的服务宗旨是“以客户需求为中心”，对应了员工信奉的理念“内向思维”，当客户在医院内产生任何不满甚至发生矛盾的时候，不论客户是对是错，靓美的员工都会从自身寻求妥善解决的办法，这正是因为员工一切向内看的思维认知；也正因为这样的文化指引，让靓美的员工保证了以客户需求为中心、患者利益至上的医院文化。

（三）承担社会责任

良好的医院文化必须兼顾营利性与社会责任，权衡长期投资和短期利润，将商业道德放在第一位，力求可持续性发展。在优秀文化的引领下，医院的良好社会表现与医院的良好经营业绩往往是并行的。

1. 强化自身运营能力

医院文化以其独特的理念和价值观将医院的资源、能力和知识进行有机整合，形成医院自身独特的行为模式和管理模式，以绩效管理为基本工具和手段实现靓美的战略目标和绩效目标。通过文化的管理强化靓美口腔医院集团自身运营能力，真正做到医院良性循环，是靓美口腔医院集团对旗下实体机构最基本的要求。

2. 诚信的品牌形象

诚信自律是靓美的又一文化要素，诚信的医院文化不仅可以在短期宣传中向外界展示一个美好的形象，而且可以在长期发展中牢固阵地，因为文化是一种坚不可摧的底蕴。靓美口腔医院集团的诚信文化来自创始人的个人信念——“做人真诚，做事真诚”。靓美口腔医院集团的医疗管理之所以能赢得医疗主管单位的认可，正是源于医院的自律和规范，以及对自我要求的不断完善和提高。

3. 履行社会公益责任

医院文化的对外影响体现为，医院的文化或者价值观将作用于公共利益。衡量医院文化优秀与否在于其是否为了追求自身利益而侵犯非股东的利益，是否有利于医院承担社会责任、履行社会义务。关于医院社会责任，目前国际上也没有统一的定义，一般认为医院社会责任就是医院在创造利润、对股东利益负责的同时，还要承担对员工、对消费者、对社区和环境的社会责任，包括遵守商业道德、确保生产安全、维护职业健康、保护劳动者的合法权益、保护环境、支持慈善事业、捐助社会公益、保护弱势群体等。医院社会责任的本质是在全球化背景下对其自身经济行为的道德约束，强调医院对消费者、环境和社会承担的责任，注重医院对社会的贡献。

综上，文化管理是现代医院管理中必不可少的一环，现代医院最高层次的竞争是文化的竞争。靓美文化建设的成功之处在于它基于对医院的成长历史与发展阶段的深刻理解与系统认识；基于敏锐感知时代与市场环境对医院所提出的挑战与机会；基于医院的可持续性发展。文化的形成在于时间，文化的累积在于过程，文化的价值在于思想与行为的一致性，这是靓美口腔医院集团在医院文化建设中的深刻总结和经验提炼。重视医院文化的建设和发展，是所有民营医院都必须面对的问题。

参考文献

[1] 李兵：《论企业文化对企业发展的促进作用》，《商业时代》2011年第3期。

[2] 毕建华：《推进企业文化建设　提高企业核心竞争力》，《中小企业管理与科技》（下旬刊）2011年第4期。

[3] 戴开勋：《基于核心竞争力的企业文化建设策略研究》，《价值工程》2006年第8期。

B.14
朝聚眼科医院集团文化内涵及30年发展之路

张波洲*

摘　要： 朝聚眼科医院集团创立于1988年，从一家眼科诊所成长为眼科医院集团，从内蒙古走向全国，已成为具有影响力的眼科医院品牌之一。医院始终践行“有利于患者满意、有利于员工发展、有利于医院效率和效益提高”的办院宗旨，聚焦区域布局，实现区域协调发展；落实学科建设目标，确保创新成为医院集团发展的重要驱动力，推动医院服务模式的转变，打造医院可持续的核心竞争力，走上了可持续的科学发展道路。

关键词： 民营医院　眼科医院　医院管理　医院文化

朝聚眼科医院集团创立于1988年，从一家眼科诊所成长为眼科医院集团，从内蒙古走向全国，已成为具有影响力的眼科医院品牌之一。医院始终践行“有利于患者满意、有利于员工发展、有利于医院效率和效益提高”的办院宗旨，聚焦区域布局，实现区域协调发展；落实学科建设目标，确保创新成为医院集团发展的重要驱动力，

* 张波洲，朝聚眼科医院集团董事长，主任医师。

推动医院服务模式的转变，打造医院可持续的核心竞争力，走上了可持续的科学发展道路。本报告总结朝聚眼科医院集团的文化内涵与发展之路，为同道借鉴。

一　朝聚眼科医院集团的发展沿革

朝聚眼科医院集团是以张朝聚先生的名字命名的，其前身是1988年由眼科专家张朝聚先生在包头市创建的民营眼科诊所；在此基础上建立的包头朝聚眼科医院奠定了朝聚眼科医院集团的发展基础，开启了朝聚的发展征程。在朝聚的发展历程中，大体经历了三个阶段。

（一）起步发展期

1988～1997年是朝聚眼科医院集团的初创期。1988年，包头市第一家民营眼科诊所成立，当时开展的业务有白内障复明术、青光眼手术、胬肉切除术以及常见眼科非手术病。1993年，面积达2500平方米的包头朝聚门诊楼建成，投资数百万元购置了当时国内一流的设备，医院成为内蒙古自治区规模最大的民营眼科医院，业务科室增加到10个左右，成立了独立的功能科室，视光部也随即成立。

（二）稳定发展期

1998～2014年是朝聚眼科医院集团的稳定发展期，其间，完成了内蒙古包头、呼和浩特、赤峰、乌兰察布，以及浙江嘉兴、杭州医院布局，确定了内蒙古领先的格局；2008年包头医院住院楼建成（面积达18000平方米），医院员工发展到120多人，临床科室增加到13个，基本上涵盖了眼科的绝大部分科室，眼科年门诊量突破万人大关，可以开展视网膜复位、玻璃体切割等高难度手术。2009～2014年，探索民办非企业集团的治理管理方式，尝试医院所有权与管理权的分离，医院管理实现了职业院长负责制，现代公司治理结构初步建立，朝聚由单体医院变为医院集团。

（三）超速发展期

2015年以来，朝聚眼科医院集团进入超速发展期，提出朝聚未来10年聚焦区域发展的思路，即保证内蒙古及其周边的优势，并力争在江浙区域重点突破，最终实现“双轮驱动”的目标。

集团董事会审时度势，做出了在未来3～5年内完成IPO的决定。集团根据发展战略，开始向经济发达地区拓展。2013年以来新建19家眼科医院。目前，朝聚眼科医疗服务范围从华北、东北、西北地区拓展到了长江三角洲，在北京、天津、内蒙古、河北、山西、黑龙江、浙江、江苏、宁夏等省份建成25家眼科医院和公司，有员工2200多名，总资产达10亿元人民币，拥有价值2亿多元的先进医疗仪器设备，医院建筑面积达11万多平方米。企业规模迅速扩大，已经成为国内有影响力的民营眼科医院集团之一。

二　朝聚医院文化的内涵体现

朝聚文化是朝聚集团的灵魂，是推动各项工作的基础，其优秀成果主要体现在以下几个方面。

（一）构建“三个有利于”的核心价值观

“有利于患者满意、有利于员工发展、有利于医院效率和效益提高”是集团一切工作的出发点和落脚点。“三个有利于”是一个有机的整体，三者缺一不可。在集团内部，无论是领导者还是普通员工，只要在不违背“三个有利于”的前提下，都可以大胆地去做，大胆地去闯，敢于走前面未走过的路。要全面理解而不是片面地理解，不能只有利于患者满意而不考虑员工的发展、不考虑医院效率和效益提升，也不能只考虑医院效率和效益而不考虑员工发展、不考虑患者满意。

（二）创立“严谨、诚信、和谐、创新”的院训

严谨是对员工的职业要求，是治学、治疗、护理、管理的基本态度，作为医务工作者必须极端认真，一丝不苟，虚心学习，潜心研究，精益求精，咬定青山不放松，要耐得住寂寞，要有“十年磨一剑”的决心，做好治病救人的工作。

诚信是对股东、医院、医护人员的基本要求，是立院之本，人无信不立，员工要言行一致，表里如一。对理想信念要坚定不移地追求，对事业要无比忠诚，对工作要负责到底，要心地坦荡，光明磊落，言必行，行必果。

和谐是对医院人际关系的基本要求，包括员工和医院的和谐、员工之间的和谐、医患之间的和谐、员工自身的和谐发展。员工和医院的和谐体现为二者的共同发展、利益统一；员工之间要通力合作，资源共享，形成和谐的团队；医患之间要寻求在治好病这个目标和利益上的共同性；员工个人的和谐发展不仅要重视医疗技术水平的提高，更要重视医德水平的提高，通过员工的全面发展来实现医院的全面和谐发展。

创新是时代发展的需要，更是朝聚生存发展的先决条件，开拓则生，守旧则死。创新就要克服“知足常乐，小富即安”的短视思想，居安思危，自觉增强忧患意识，做到喝彩声中讲忧患，成绩面前讲问题，繁荣背后看危机。要有追求卓越的精神、敢为人先的气概，为朝聚发展提供不竭动力。

（三）营造义利统一的经营理念

朝聚的经营理念是义利统一。医疗行为目标就是治病救人，但也必须实现盈利，盈利是为了医院更好地发展，只有医院发展了，才能提高员工待遇，更好地为患者、为社会服务。朝聚事业的发展目标就是要让患者、员工、股东受益，坚持义利统一的理念，一是要尊重并保护医院和个人（包括员工和患者）的合法权益，大力倡导员工要为实现自己的合法利益而努力工作；二是教育员工在追求个人利益的时候必须维护患者、医院及社会的公共利益，决不能见利忘义，唯利是图；三是当个人利益与集体利益、国家利益发生矛盾时，应该顾全大局，先公后私。

（四）坚持以人为本的服务宗旨

以人为本包含两层含义：一是以患者为本，患者是医生的衣食父母，医院的一切工作要以患者为中心，以患者满意为目标；二是以员工发展为本，员工是医院的重要资源，医院要为员工提供适合其发展的良好环境，为员工创造更大的发展空间，从而调动其积极性、主动性和创造性，使其最大限度地贡献自己的聪明才智和力量，满腔热情地为患者服务，尽心尽力地为朝聚的光明事业做贡献。医院管理工作要坚持服务一线，为患者、合作伙伴和社会创造价值。

（五）建设学习型医院

集团确立终身学习、全员学习思想，实现学习工作化、工作学习化的统一。设立学术委员会、青光眼学组、功能检查学组等学术组织，经常性地开展学术讲座、新技术培训交流等活动，在集团形成浓厚的学术氛围。各医院都建立了定期学习交流制度，针对员工业务实际开展内部集体学习活动，掌握眼科诊疗新技术、新方法，提高整体医疗水平。

多年来，集团坚持“技术一流，设备一流，服务一流，管理一流”的指导思想，非常关注国际眼科医学的前沿研究进展。集团紧密跟踪国际眼科先进仪器设备最新进展和信息，及时引进先进技术和仪器设备，如超声乳化手术、玻璃体切割手术、非穿透小梁手术、激光近视眼手术、推广应用人工晶体等，在自治区率先引入或开始实施的诊疗项目有数十项，这在全国范围内也处于领先水平。目前，朝聚在白内障、眼底病、角膜与眼表、近视眼治疗、视光等专业上，处于内蒙古自治区领先水平。

2015 年朝聚集团内蒙古医院申请在呼和浩特市科技局立项，正式启动呼和浩特市红十字眼库，并与斯里兰卡国际眼库、美国阿拉巴马眼库建立合作关系。朝聚率先在全国开展黄斑疾病门诊，为广大黄斑病患者提供多学科诊疗服务。

集团加大科研投入力度，鼓励科研项目在政府科技部门立项，鼓励业务人员发表论文；拿出经费专门奖励取得科研成果和在学术杂志上发表论文的业务人员，调动广大业务人员钻研业务、开展科研的积极性。近年来，全集团在省级以上学术杂志上发表论文 180 篇，获市级以上科研成果 2 项，出版专著 2 部。

（六）热心公益事业

朝聚眼科医院集团从 1998 年开始，响应政府号召或受政府委托，对贫困人口减免费用开展眼疾筛查和白内障手术。2015 年以来，承担全区“光明行”社会公益活动任务后，深入 96 个旗县，行程 36 万多公里，筛查眼疾患者 33 万人；与中国红十字基金会合作开展“看得见的幸福”项目，已投入 300 多万元资金，为贫困白内障患者实施复明手术。

朝聚集团参加世界卫生组织到 2020 年在全世界消灭可避免盲的

全球行动，免费为儿童和老年人进行眼健康普查；与加拿大红十字会合作开展扶贫复明活动；与中国台湾爱盲协会协作开展扶贫白内障项目。

朝聚集团主动配合国家“一带一路”战略，开展对外眼科疾病诊治项目。2017 年选派医生赴缅甸仰光医院开展为期三天的“慈善白内障光明行”义诊活动，为当地白内障患者实施复明手术。2018 年集团与自治区统战部、红十字会组成考察组，赴蒙古国调研考察，为合作开展蒙古国白内障患者诊治项目做准备。

截至目前，朝聚集团及政府、社会组织累计投入近 1.4 亿元人民币，开展内蒙古“光明行”、朝聚光明扶贫行动、百万贫困白内障患者复明工程、幼儿视觉普查等社会公益活动，使近 85 万眼疾患者受益，为 8 万多名贫困患者实施了白内障复明手术。

朝聚集团通过积极从事公益事业，履行社会责任，逐步提升了集团知名度和美誉度，取得了明显的经济社会效益。2009 年荣获全国扶贫助残先进集体；1996 年被包头市政府评为视力残疾康复工作先进集体；在亚洲防盲会上，集团“复明 24 号”流动手术车荣获 2015 ~2017 年白内障手术总量全国排名第一的奖励，“复明 8 号”手术车也受到了奖励。

朝聚集团积极从事社会公益事业，也得到了各级党委和政府的肯定。2017 年在自治区政府召开的全区“光明行”社会公益活动表彰大会上，内蒙古朝聚眼科医院集团获得唯一特殊贡献奖。2018 年，张波洲董事长当选自治区政协委员，并在大会上做了关于《救助贫困白内障患者，提升脱贫解困能力》的发言；张小利副董事长当选自治区人大代表。集团还有 7 人为市级和县级人大代表、政协委员。

（七）加强党的建设

党的建设为集团发展注入了强大活力，实现了医院和员工同心同德同力同发展。集团党的建设得到上级党组织的充分肯定。2011 年 6 月，自治区党委、包头市市委先后授予包头医院“先进基层党组织”称号，赤峰市直卫生系统党委授予赤峰医院“先进基层党组织”称号；2018 年，自治区非公有制经济组织和社会组织党工委授予内蒙古医院“社会组织党组织建设示范单位”称号。

三　朝聚眼科医院集团发展的思考

（一）医院发展的经验

回望朝聚集团的发展历程不难看出，从建立眼科诊所的那一天开始到之后的每一步发展，都得益于国家改革开放政策；得益于各级党委政府和社会各界、同业的支持；得益于坚定不移的发展战略；得益于坚持“有利于患者满意、有利于员工发展、有利于医院效率效益提升”的办院宗旨。

朝聚眼科医院集团能进入良性发展循环，总结经验有以下几个方面：一是围绕国家发展大局，服务经济社会建设是朝聚事业发展的根本原因；二是各级党政领导重视和支持是朝聚事业发展的重要保障；三是聚焦核心区域，做好主业是朝聚事业发展的基础；四是永葆与时俱进的变革精神；五是热心社会公益事业为集团带来发展和前进的动力；六是培育员工核心价值观是集团向心力和凝聚力的源泉。

（二）运营管理经验

首先是加强系统化管理，把集团、医院、公司作为一个有机的整体，对集团运营进行全方位、全过程的管控，对集团各部门进行精确分工，明确职责，实现集团的发展战略蓝图、核心业务、运营管理以及医疗服务项目和服务形式的系统化。其次是加强标准化管理，在集团内部逐步建立完善可复制的标准体系，建立一套标准化的评价系统和可复制的模式，对集团的管理和业务进行科学评价，实施管理模式、机构设置、服务流程以及医院房屋装修装饰的标准化。再次是加强专业化管理，通过专业化的分工，集中优势资源、快速积累经验，使得专科知识和技能更深更精，增强竞争力，满足多层次、多元化医疗服务需求。最后是加强精细化管理，以专业化为前提、系统化为保证、数据化为标准、信息化为手段，把服务者的焦点聚集细化到满足患者的需求上，以获得更强的竞争力。

2008 年以来，医院集团实行董事会、医院分级管理，医院实行董事会领导下的院长负责制；保证董事会对医院的绝对领导权，政令通畅，令行禁止；实行企业化管理，建立现代企业制度；坚持公益性，以社会效益为最高准则，争取经济效益最大化，努力提高员工待遇，增加医院经济收入。集团在不同发展时期确立了不同的战略方针。第一步目标是立足内蒙古，稳健地对外发展，实行企业化管理，建立现代企业制度；第二步目标是发挥眼科优势，积极开展新项目，探索新的经营模式，提高效益；第三步目标是以发展为目的，以改革为动力，以创新为措施，以创立上市公司为途径，铸造百年朝聚大业。

（三）医院未来的发展目标

我们清醒地认识到，在集团发展过程中还存在一些问题和矛盾。未来集团在不断开拓进取中将完成更高更远的战略目标：落实学科建设目标，确保创新成为朝聚发展的重要驱动力；推动医院服务模式的转变，打造医院可持续的核心竞争力；统筹推进人才培养，为集团可持续发展提供智力支撑；加强医院领导班子建设和总部能力建设，为朝聚事业发展提供组织保障。

综上，今天的朝聚，具有实现集团持续快速发展的内生动力和外部环境，具有良好的人力资源条件和雄厚的物质基础。回顾过去，朝聚人对取得的成绩充满自豪；展望未来，朝聚人肩负着沉甸甸的社会责任和持续发展的重任。我们要紧紧依靠全体朝聚员工的不懈努力，不忘初心，砥砺前行，不断改革创新，传承朝聚精神，再创朝聚辉煌。

附　　录

Appendices

B.15

2017年全国民营医院医疗服务统计资料*

表 1　2010～2017 年各类医院诊疗人次数

单位：亿人次

医院类别	2010 年	2014 年	2015 年	2016 年	2017 年
总计	20.40	29.72	30.84	32.7	34.39
按经济类型分					
公立医院	18.74	26.47	27.12	28.48	29.52
民营医院	1.66	3.25	3.71	4.22	4.87
按医院等级分					
三级医院	7.60	13.98	14.98	16.28	17.26

* 本报告资料选自《2018 中国卫生健康统计提要》。

续表

医院类别	2010 年	2014 年	2015 年	2016 年	2017 年
二级医院	9.31	11.47	11.72	12.17	12.68
一级医院	1.46	1.85	2.06	2.18	2.22
按类型分					
综合医院	15.11	21.82	22.57	23.85	25.02
中医医院	3.28	4.72	4.85	5.08	5.28
专科医院	1.68	2.59	2.77	3.06	3.31

表 2　各地区医院诊疗人次（2017 年）

单位：万人次

地区	合计	公立医院	民营医院
总计	343892.1	295201.5	48690.5
东部	185967.0	160146.6	25820.4
中部	78147.0	66635.4	11511.5
西部	79778.1	68419.5	11358.6
北京	14602.7	12667.0	1935.8
天津	7123.7	5635.8	1487.9
河北	14142.6	11862.1	2280.5
山西	5828.0	4986.4	841.6
内蒙古	4994.7	4468.4	526.2
辽宁	9978.3	8676.7	1301.6
吉林	5175.0	4564.3	610.7
黑龙江	6580.0	5698.6	881.3
上海	15346.3	14198.2	1148.1
江苏	25716.9	19823.0	5893.9
浙江	27633.1	23824.5	3808.5
安徽	10849.3	8675.1	2174.2
福建	9889.3	8945.1	944.2
江西	6786.4	6057.9	728.6
山东	22511.5	19069.1	3442.5
河南	19134.8	15599.4	3535.4
湖北	13538.2	12232.7	1305.5

续表

地区	合计	公立医院	民营医院
湖南	10255.2	8821.0	1434.3
广东	37146.4	33725.4	3421.1
广西	9844.2	9291.3	552.9
海南	1876.1	1719.8	156.3
重庆	6811.8	5757.8	1053.9
四川	18628.5	15324.2	3304.3
贵州	6367.3	4833.2	1534.1
云南	10352.4	8571.4	1781.0
西藏	626.1	502.4	123.7
陕西	8568.7	7330.3	1238.4
甘肃	4717.2	4338.4	378.9
青海	1278.5	1119.3	159.2
宁夏	1980.2	1700.9	279.3
新疆	5608.6	5181.9	426.7

表 3　2010～2017 年各类医院入院人数

单位：万人

医院类别	2010 年	2014 年	2015 年	2016 年	2017 年
总计	9524	15375	16087	17528	18915
按经济类型分					
公立医院	8724	13415	13721	14750	15595
民营医院	800	1960	2365	2777	3321
按医院等级分					
三级医院	3097	6291	6829	7686	8396
二级医院	5116	7006	7121	7570	8006
一级医院	464	798	965	1039	1169
按类型分					
综合医院	7505	11844	12335	13402	14360
中医医院	1168	2011	2102	2279	2493
专科医院	733	1287	1380	1546	1706

表4　各地区医院入院人数（2017 年）

单位：万人

地区	合计	公立医院	民营医院
总计	18915.4	15594.7	3320.7
东部	7679.3	6481.3	1197.9
中部	5749.5	4696.4	1053.1
西部	5486.7	4416.9	1069.7
北京	314.4	274.1	40.3
天津	148.5	140.1	8.4
河北	949.1	789.6	159.5
山西	386.2	315.8	70.4
内蒙古	305.6	274.2	31.5
辽宁	657.3	546.7	110.6
吉林	347.2	285.6	61.6
黑龙江	511.3	427.3	84.0
上海	368.2	347.8	20.4
江苏	1131.7	838.5	293.2
浙江	854.8	743.0	111.8
安徽	787.9	608.2	179.7
福建	446.4	382.9	63.4
江西	523.9	438.9	85.0
山东	1411.7	1187.9	223.8
河南	1307.9	1037.7	270.3
湖北	898.6	783.5	115.0
湖南	986.5	799.4	187.1
广东	1299.8	1141.6	158.1
广西	571.7	527.9	43.8
海南	97.4	89.0	8.4
重庆	463.8	330.4	133.5
四川	1247.4	932.9	314.5
贵州	572.1	410.7	161.5
云南	705.9	553.6	152.3
西藏	28.0	20.5	7.5

续表

地区	合计	公立医院	民营医院
陕西	627.8	512.6	115.2
甘肃	338.8	305.2	33.6
青海	82.7	70.4	12.3
宁夏	106.2	86.6	19.6
新疆	436.5	392.0	44.5

表5　2010～2017年非公医疗机构医疗服务情况

指标	2010年	2014年	2015年	2016年	2017年
总诊疗人次数(万人次)	135036	168332	171420	176050	183721
医院(万人次)	16582	32465	37121	42184	48691
基层医疗卫生机构(万人次)	118258	135442	134018	133599	134758
占同类机构比重(%)	23.1	22.1	22.3	22.2	22.5
医院(%)	8.1	10.9	12.0	12.9	14.2
基层医疗卫生机构(%)	32.7	31.0	30.9	30.6	30.4
出院人数(万人次)	878	2013	2407	2820	3361
医院(万人次)	797	1939	2334	2746	3280
基层医疗卫生机构(万人次)	78	69	68	65	71
占同类机构比重(%)	6.2	9.9	11.5	12.5	13.8
医院(%)	8.4	12.7	14.6	15.8	17.4
基层医疗卫生机构(%)	2.0	1.7	1.7	1.6	1.6

表6　2010～2017年医院病床使用率

单位：%

医院类别	2010年	2014年	2015年	2016年	2017年
总计	86.7	88.0	85.4	85.3	85.0
按经济类型分					
公立医院	90.0	92.8	90.4	91.0	91.3
民营医院	59.0	63.1	62.8	62.8	63.4

续表

医院类别	2010 年	2014 年	2015 年	2016 年	2017 年
按医院等级分					
三级医院	102.9	101.8	98.8	98.8	98.6
二级医院	87.3	87.9	84.1	84.1	84.0
一级医院	56.6	60.1	58.8	58.0	57.5
按类型分					
综合医院	87.5	88.8	86.1	86.2	86.0
中医医院	84.1	87.3	84.7	84.9	85.0
专科医院	85.7	86.2	83.2	82.6	81.6

表 7　各地区医院病床使用率（2017 年）

单位：%

地区	合计	公立医院	民营医院
总计	84.97	91.32	63.38
东部	85.01	91.41	62.61
中部	85.36	90.83	65.33
西部	84.48	91.75	62.58
北京	82.44	89.70	55.56
天津	78.10	85.62	41.07
河北	83.72	89.57	61.48
山西	77.58	83.85	55.10
内蒙古	74.71	81.07	42.79
辽宁	81.98	89.53	55.07
吉林	77.59	83.15	55.12
黑龙江	78.93	83.35	61.96
上海	95.43	99.44	75.22
江苏	87.45	94.87	71.98
浙江	89.36	96.16	67.93
安徽	86.20	93.09	66.95
福建	83.09	87.93	59.93
江西	85.79	88.72	73.38
山东	83.41	89.93	59.02

续表

地区	合计	公立医院	民营医院
河南	88.39	92.84	73.15
湖北	92.71	98.36	63.47
湖南	85.22	92.25	61.52
广东	84.03	90.44	56.94
广西	87.66	91.10	62.93
海南	81.09	84.46	56.08
重庆	84.13	92.59	65.85
四川	91.34	100.75	70.80
贵州	79.93	91.66	59.64
云南	83.19	93.21	58.47
西藏	72.09	76.21	58.11
陕西	83.67	90.64	61.34
甘肃	81.55	84.02	61.74
青海	70.64	75.80	44.71
宁夏	80.81	87.27	55.48
新疆	85.01	90.33	51.75

表 8　2010 ~2017 年医院平均住院日

单位：天

医院类别	2010 年	2014 年	2015 年	2016 年	2017 年
总计	10.5	9.6	9.6	9.4	9.3
按经济类型分					
公立医院	10.7	9.8	9.8	9.6	9.4
民营医院	8.4	8.4	8.5	8.6	8.7
按医院等级分					
三级医院	12.5	10.7	10.4	10.1	9.8
二级医院	9.4	8.8	8.9	8.8	8.7
一级医院	9.1	9.1	9.0	9.0	8.6

续表

医院类别	2010 年	2014 年	2015 年	2016 年	2017 年
按类别分					
综合医院	9.8	9.0	8.9	8.7	8.6
中医医院	10.6	10.0	9.9	9.8	9.6
专科医院	17.3	14.4	14.5	14.2	14.2

表 9　2016 年、2017 年医院医师日均担负诊疗人次和住院床日

医院类别	医师日均担负诊疗人次(人次)		医师日均担负住院床日(天)	
	2016 年	2017 年	2016 年	2017 年
总计	7.3	7.1	2.6	2.6
按经济类型分				
公立医院	7.6	7.6	2.6	2.6
民营医院	5.5	5.3	2.2	2.3
按医院等级分				
三级医院	8.1	7.9	2.7	2.6
二级医院	6.9	6.8	2.7	2.7
一级医院	6.1	5.7	1.9	1.9
按类别分				
综合医院	7.4	7.3	2.5	2.5
中医医院	7.7	7.4	2.3	2.3
专科医院	6.2	6.1	3.3	3.3

表 10　2010 ~ 2017 年医疗卫生机构数

单位：家

机构名称	2010 年	2014 年	2015 年	2016 年	2017 年
总计	936927	981432	983528	983394	986649
医院	20918	25860	27587	29140	31056
基层医疗卫生机构	901709	917335	920770	926518	933024
专业公共卫生机构	11835	35029	31927	24866	19896

续表

机构名称	2010 年	2014 年	2015 年	2016 年	2017 年
其他机构	2465	3208	3244	2870	2673
非公医疗卫生机构	447995	438569	439862	440887	447160
医院	7068	12546	14518	16432	18759
基层医疗卫生机构	440782	425450	424784	423899	427777

表 11　医院数

单位：家

医院类别	2010 年	2014 年	2015 年	2016 年	2017 年
总计	20918	25860	27587	29140	31056
按经济类型分					
公立医院	13850	13314	13069	12708	12297
民营医院	7068	12546	14518	16432	18759
按医院等级分					
三级医院	1284	1954	2123	2232	2340
二级医院	6472	6850	7494	7944	8422
一级医院	5271	70009	8759	9282	10050
按类别分					
综合医院	13681	16524	17430	18020	18921
中医医院	2778	3115	3267	3462	3695
专科医院	3956	5478	6023	6642	7220

表 12　分等级医院数（2017 年）

单位：家

医院类别	医院	综合医院	中医院	专科医院
总计	31056	18921	3695	7220
三级医院	2340	1283	422	551
甲等	1360	734	314	248
乙等	445	298	90	43
丙等	27	20	0	7

续表

医院类别	医院	综合医院	中医院	专科医院
二级医院	8422	4559	1818	1770
甲等	4310	2575	1342	260
乙等	1465	982	241	185
丙等	80	37	14	25
一级医院	10050	7472	724	1567
未定级医院	10243	5607	731	3332

表 13　按床位数分组医院数

单位：家

分组	2010 年	2014 年	2015 年	2016 年	2017 年
医院合计	20918	25860	27587	29140	31056
<100 张	12394	15474	16542	17490	18737
100～199 张	3496	3755	4073	4324	4547
200～499 张	3241	3758	3912	4081	4223
500～799 张	1069	1504	1568	1643	1798
≥800 张	718	1369	1492	1602	1751
综合医院	13681	16524	17430	18020	18921
<100 张	7981	9988	10567	10874	11488
100～199 张	2086	2152	2317	2446	2564
200～499 张	2203	2226	2282	2319	2313
500～799 张	802	1035	1053	1101	1174
≥800 张	609	1123	1211	1280	1382
中医医院	2778	3115	3267	3462	3695
<100 张	1246	1206	1283	1432	1609
100～199 张	841	713	717	707	668
200～499 张	557	873	901	916	951
500～799 张	97	220	250	280	320
≥800 张	37	103	116	127	147

表 14　各地区医院数（2017 年）

单位：家

地区	合计	按经济类型分		按医院等级分		
		公立医院	民营医院	三级医院	二级医院	一级医院
总计	31056	12297	18759	2340	8422	10050
东部	12219	4706	7513	1095	2993	4471
中部	8819	3727	5092	616	2607	2765
西部	10018	3864	6154	629	2822	2814
北京	656	222	434	99	137	386
天津	426	148	278	42	73	188
河北	1846	724	1122	69	510	978
山西	1388	579	809	58	349	327
内蒙古	775	348	427	72	287	282
辽宁	1268	500	768	128	300	443
吉林	654	273	381	46	219	98
黑龙江	1089	595	494	95	339	306
上海	363	179	184	47	105	12
江苏	1727	474	1253	154	359	709
浙江	1204	441	763	133	228	47
安徽	1095	360	735	68	346	427
福建	606	263	343	70	195	297
江西	669	351	318	66	228	119
山东	2451	869	1582	166	594	945
河南	1632	707	925	87	469	842
湖北	979	413	566	123	311	261
湖南	1313	449	864	73	346	385
广东	1464	745	719	170	453	392
广西	589	330	259	72	244	168
海南	208	141	67	17	39	74
重庆	749	244	505	41	142	155
四川	2219	699	1520	152	583	344
贵州	1270	274	996	50	283	566
云南	1252	425	827	69	340	251

续表

地区	合计	按经济类型分		按医院等级分		
		公立医院	民营医院	三级医院	二级医院	一级医院
西藏	148	110	38	11	13	84
陕西	1150	498	652	57	347	309
甘肃	526	295	231	36	184	47
青海	212	108	104	18	94	10
宁夏	209	68	141	13	71	72
新疆	919	465	454	38	234	526

表 15　医疗卫生机构床位数

单位：万张

机构名称	2010 年	2014 年	2015 年	2016 年	2017 年
总计	478. 7	660. 1	701. 5	741. 0	794. 0
医院	338. 7	496. 1	533. 1	568. 9	612. 0
基层医疗卫生机构	119. 2	138. 1	141. 4	144. 2	152. 9
专业公共卫生机构	16. 5	22. 3	23. 6	24. 7	26. 3
其他机构	4. 3	3. 6	3. 4	3. 2	2. 9
非公医疗卫生机构	41. 2	87. 6	107. 5	127. 6	153. 5
医院	37. 4	83. 5	103. 4	123. 4	148. 9
基层医疗卫生机构	3. 8	3. 8	3. 9	3. 8	4. 1

表 16　各地区医疗卫生机构床位数（2017 年）

单位：张

地区	床位总数	医院	公立医院	每千人口医疗卫生机构床位数
总计	7940252	6120484	4631146	5. 72
东部	3101213	2495447	1891717	5. 37
中部	2520225	1879075	1447290	5. 81
西部	2318814	1745962	1292139	6. 15
北京	120645	113664	86990	5. 56
天津	68409	60158	47033	4. 39

续表

地区	床位总数	医院	公立医院	每千人口医疗卫生机构床位数
河北	395036	299523	230815	5.25
山西	197525	154184	117956	5.34
内蒙古	150325	118697	96896	5.94
辽宁	298609	252969	191699	6.83
吉林	153657	126595	98714	5.66
黑龙江	241732	200838	157796	6.38
上海	134607	115916	94915	5.57
江苏	469182	369784	244842	5.84
浙江	313520	277076	203323	5.54
安徽	305746	233219	167912	4.89
福建	182375	139362	113676	4.66
江西	234047	160095	127352	5.06
山东	584812	441032	335530	5.84
河南	558998	413827	317119	5.85
湖北	376185	270862	220617	6.37
湖南	452335	319455	239824	6.59
广东	492064	393449	314840	4.41
广西	241140	161506	140371	4.94
海南	41954	32514	28054	4.53
重庆	206376	150545	101313	6.71
四川	563475	411911	279681	6.79
贵州	232990	178296	109843	6.51
云南	274809	210840	148756	5.72
西藏	16103	11749	8937	4.78
陕西	241265	193150	146401	6.29
甘肃	146613	111206	95547	5.58
青海	38321	32028	26098	6.41
宁夏	39820	34822	26788	5.84
新疆	167577	131212	111508	6.85

表 17　医院床位数

单位：万张

医院类别	2010 年	2014 年	2015 年	2016 年	2017 年
总计	338.7	496.1	533.1	568.9	612.0
按经济类型分					
公立医院	301.4	412.6	429.6	445.5	463.1
民营医院	37.4	83.5	103.4	123.4	148.9
按医院等级分					
三级医院	106.5	187.8	204.8	221.4	236.0
二级医院	160.1	205.4	219.7	230.3	245.1
一级医院	25.7	38.7	48.2	51.8	58.5
按类别分					
综合医院	245.0	350.0	372.1	392.8	417.2
中医医院	42.4	66.5	71.5	76.2	81.8
专科医院	45.9	68.6	76.3	84.5	94.6

表 18　非公医疗卫生机构人员数

指标	2010 年	2014 年	2015 年	2016 年	2017 年
人员数(万人)	139.7	184.7	204.7	225.1	255.5
卫生技术人员(万人)	82.3	124.0	141.6	159.3	185.4
执业(助理)医师(万人)	40.8	56.5	63.0	69.4	79.5
注册护士(万人)	25.3	45.3	54.0	63.2	76.1
占同类机构人员比重(%)	17.0	18.1	19.2	20.2	21.8
卫生技术人员(%)	14.0	16.4	17.7	18.9	20.7
执业(助理)医师(%)	16.9	19.5	20.7	21.7	23.4
注册护士(%)	12.4	15.1	16.6	18.0	20.0

表 19　医院卫生人员数（2017 年）

单位：人

机构名称	卫生人员	卫生技术人员	执业(助理)医师	注册护士
总计	6976524	5784712	1932530	2822446
按经济类型分				
公立医院	5548735	4684677	1564304	2306804
民营医院	1427789	1100035	368226	515642
按医院等级分				
三级医院	3096274	2618004	869262	1339414
二级医院	2706695	2259474	742416	1084090
一级医院	529541	418789	155527	176016
按类型分				
综合医院	4946984	4151918	1380075	2058673
中医医院	943444	796704	283978	349572
专科医院	912135	697460	219102	351418

B.16
上报数据的民营医院 2017年医疗数据统计资料

一 民营医院总体数据

表1 256家民营医院地域分布情况

单位：家

地区	三级	二级	一级	未评级	合计
总计	44	149	34	29	256
安徽省	4	15	3	1	23
北京市	1	4	4	—	9
福建省	2	1	—	—	3
广东省	2	2	2	6	12
广西壮族自治区	—	1	—	1	2
贵州省	—	4	2	—	6
河北省	—	8	2	—	10
河南省	1	15	2	2	20
黑龙江省	2	3	1	1	7
湖北省	8	6	2	—	16
湖南省	2	16	4	1	23
吉林省	1	2	1	—	4
江苏省	4	5	—	—	9
辽宁省	3	3	—	—	6

续表

地区	三级	二级	一级	未评级	合计
内蒙古自治区	—	3	—	1	4
宁夏回族自治区	—	4	1	—	5
山东省	—	3	—	2	5
山西省	—	17	3	3	23
陕西省	2	1	—	—	3
四川省	4	20	1	7	32
天津市	—	1	1	—	2
新疆维吾尔自治区	2	1	1	—	4
云南省	2	6	1	—	9
浙江省	4	4	2	4	14
重庆市	—	4	1	—	5

表 2　256 家民营医院等级分布情况

单位：家

医院类别	三级	二级	一级	未评级	合计
总计	44	149	34	29	256
综合医院	23	86	16	10	135
中医医院	—	8	6	2	16
中西医结合医院	—	3	—	—	3
专科医院	21	52	12	17	102

表 3　102 家民营专科医院专业分布情况

单位：家

专科医院专业	三级	二级	一级	未评级	合计
总计	21	52	12	17	102
儿童医院	1	1	—	—	2
耳鼻喉科医院	—	2	—	—	2
妇产(科)医院	1	8	3	2	14
骨科医院	1	14	2	5	22

续表

专科医院专业	三级	二级	一级	未评级	合计
精神病医院	1	—	—	—	1
康复医院	—	5	2	—	7
口腔医院	1	2	—	—	3
老年病医院	—	—	—	1	1
美容医院	—	1	—	2	3
皮肤病医院	1	1	—	—	2
其他	1	10	3	3	17
生殖医院	1	1	1	—	3
心血管病医院	2	—	—	1	3
眼科医院	6	7	1	1	15
整形外科医院	2	—	—	1	3
肿瘤医院	3	—	—	1	4

表 4　256 家民营医院人员分布情况

单位：人

医院类别	在岗职工数	卫生技术人员	执业医师	注册护士	药师（士）	检验技师（士）	影像技师（士）	其他卫生技术人员	其他技术人员	管理人员	工勤技能人员
三级											
综合医院	1041	857	266	450	33	27	15	67	35	72	76
中医医院	—	—	—	—	—	—	—	—	—	—	—
中西医结合医院	—	—	—	—	—	—	—	—	—	—	—
专科医院	435	300	84	156	10	8	4	34	29	50	58
二级及以下											
综合医院	303	243	67	119	9	8	5	24	8	18	35
中医医院	137	107	31	45	6	4	5	13	4	16	11
中西医结合	202	170	56	91	6	5	2	12	11	17	8
专科医院	149	103	27	53	4	4	2	8	11	13	25

注：表中数据以平均数表示。

表 5　256 家民营医院床位数统计

单位：张

医院类别	编制床位	实有床位
三级		
综合医院	818	772
中医医院	—	—
中西医结合医院	—	—
专科医院	277	270
二级及以下		
综合医院	246	282
中医医院	128	142
中西医结合	137	183
专科医院	87	105

注：表中数据以平均数表示。

表 6　256 家民营医院房屋建筑面积统计

单位：平方米

医院类别	年末房屋建筑面积	其中:业务用房面积	年末租房面积
三级			
综合医院	95180	108462	1873
中医医院	—	—	—
中西医结合医院	—	—	—
专科医院	27962	21104	12420
二级及以下			
综合医院	22875	19382	4111
中医医院	10866	9982	949
中西医结合	58000	58000	1300
专科医院	9297	7958	4531

注：表中数据以平均数表示。

表7　256家民营医院万元以上医疗设备统计

医院类别	万元以上设备总价值（万元）	设备台数（台）			
		万元以上	10万～49万元	50万～99万元	100万元及以上
三级					
综合医院	18085	710	148	20	22
中医医院	—	—	—	—	—
中西医结合医院		—	—	—	—
专科医院	5437	303	63	11	8
二级及以下					
综合医院	2722	145	36	7	5
中医医院	1009	75	21	3	2
中西医结合	2581	173	34	8	5
专科医院	1213	73	16	3	3

注：表中数据以平均数表示。

表8　256家民营医院医疗收入与支出统计

单位：万元

医院类别	总收入	医疗收入	总费用/支出	医疗业务成本
二级				
综合医院	434527.93	418800.03	407879.46	341691.77
中医医院	—	—	—	—
中西医结合医院	—	—	—	—
专科医院	178766.74	176041.55	175343.82	116342.54
二级及以下				
综合医院	81708.41	79710.59	77108.18	58161.20
中医医院	17612.70	17313.13	17141.20	12752.73
中西医结合	78318.67	73748.00	50653.33	34929.00
专科医院	47376.76	46996.30	40524.41	28398.17

注：表中数据以平均数表示。

表 9　256 家民营医院年末资产与负债情况

单位：万元

医院类别	总资产	流动资产	非流动资产	负债与净资产	流动负债	非流动负债	净资产
三级							
综合医院	753009.85	382589.87	370419.98	753009.89	335463.33	139875.59	287111.09
中医医院	—	—	—	—	—	—	—
中西医结合医院	—	—	—	—	—	—	—
专科医院	275613.46	169620.02	105993.49	273922.89	107329.64	34873.50	135213.82
二级及以下							
综合医院	118994.00	52628.31	66500.41	120639.23	56969.41	22789.92	41718.63
中医医院	24746.31	9394.38	15351.92	24746.31	9816.85	5258.38	9671.08
中西医结合	231596.50	59214.00	172382.50	231596.50	64306.50	1806.00	165484.00
专科医院	51218.35	29466.82	21932.11	50183.31	24569.93	6085.28	20120.39

注：表中数据以平均数表示。

表 10　256 家民营医院门诊服务相关数据统计

医院类别	总诊疗人次（人次）	门诊人次（人次）	急诊人次（人次）	观察室留观病例数（例）	健康体检平均人次（人次）	急诊死亡率（%）	医师日均负担诊疗人次(人次)
三级							
综合医院	475887	411090	52304	1317	50037	0.13	6.62
中医医院	—	—	—	—	—	—	—
中西医结合医院	—	—	—	—	—	—	—
专科医院	149237	134017	11108	330	11300	0.00	5.71
二级及以下							
综合医院	133344	117386	11951	1198	14735	0.12	5.87
中医医院	129352	118918	2500	117	6882	0.04	8.23
中西医结合	120303	102122	11695	917	12343	0.03	6.43
专科医院	44637	39241	3731	55	7891	0.05	5.92

注：表中数据以平均数表示。

表 11　256 家民营医院住院服务相关数据统计

医院类别	出院人次（人次）	住院患者手术人次（人次）	病死率（%）	医师日均负担床日（天）
三级				
综合医院	27865	10364	0.76	2.48
中医医院	—	—	—	—
中西医结合医院	—	—	—	—
专科医院	7550	5874	0.22	2.11
二级及以下				
综合医院	8557	2492	0.30	3.14
中医医院	4159	918	0.24	2.24
中西医结合	4751	1033	0.27	1.41
专科医院	2524	2239	0.28	2.08

注：表中数据以平均数表示。

表 12　256 家民营医院床位利用情况

医院类别	平均开放病床数（床）	平均住院日（天）	实际开放总床日数（天）	实际占用总床日数（天）	床位周转次数（次）	病床工作日（天）	床位使用率（%）
三级							
综合医院	820	10.44	300243	253666	32.21	295.86	80.84
中医医院	—	—	—	—	—	—	—
中西医结合医院	—	—	—	—	—	—	—
专科医院	282	8.14	103152	68033	34.53	199.10	54.40
二级及以下							
综合医院	243	9.86	88917	65387	36.43	262.98	71.85
中医医院	79	13.63	28763	19482	23.39	222.12	60.69
中西医结合	249	9.86	91250	77073	26.02	262.29	71.66
专科医院	87	10.38	31777	21489	36.63	200.98	54.91

注：表中数据以平均数表示。

二 民营综合医院住院病案首页数据（所有数据以中位数表示）

表 13 民营综合医院医疗数据基本情况

指标名称	三级医院	二级及以下医院
出院人次	28045	5728
出院人头	23158	4691
新生儿患者出院人次	296	0
住院人次人头比(%)	1.15	1.14
手术及操作患者出院人次	10158	954
手术患者出院人次	7544	755
手术及操作患者出院人次占出院人次比(%)	39.77	17.52
病死率(%)	0.48	0.15
手术患者死亡率(%)	0.18	0.00
平均住院日(天)	8.00	8.00
住院日中位数(天)	7.82	7.82
平均住院费用(元)	9824.97	5797.31
住院费用中位数(元)	8889.49	4881.12
平均住院药费(元)	2301.35	1793.28
药占比(%)	23.98	31.72
耗材占比(%)	8.41	3.78

表 14 民营综合医院病种覆盖情况

单位：种

ICD－10 名称	标准数量	三级医院	二级及以下医院
某些传染病和寄生虫病	779	41	13
肿瘤	740	166	42
血液及造血器官疾病和涉及免疫机制的某些疾患	166	17	6

续表

ICD－10 名称	标准数量	三级医院	二级及以下医院
内分泌、营养和代谢疾病	355	43	15
精神和行为障碍	390	16	6
神经系统疾病	335	57	16
眼和附器疾病	262	30	8
耳和乳突疾病	113	19	7
循环系统疾病	385	108	41
呼吸系统疾病	232	65	30
消化系统疾病	419	140	62
皮肤和皮下组织疾病	342	33	15
肌肉骨骼系统和结缔组织疾病	544	71	33
泌尿生殖系统疾病	434	97	53
妊娠、分娩和产褥期	418	80	37
起源于围生期的某些情况	336	22	11
先天性畸形、变形和染色体异常	619	22	5
症状、体征和临床与实验室异常所见，不可归类在他处者	338	55	19
损伤、中毒和外因的某些其他后果	1275	263	81
影响健康状态和与保健机构接触的因素	629	34	7

表15　民营综合医院出院患者各系统亚目出院人次

单位：人次，%

ICD－10 名称	三级医院		二级及以下医院	
	出院人次	疾病构成	出院人次	疾病构成
某些传染病和寄生虫病	392	1.79	58	1.00
肿瘤	1339	4.04	129	2.50
血液及造血器官疾病和涉及免疫机制的某些疾患	103	0.43	14	0.26
内分泌、营养和代谢疾病	746	2.51	99	1.76
精神和行为障碍	112	0.55	19	0.25
神经系统疾病	874	2.75	133	2.10

续表

ICD－10 名称	三级医院		二级及以下医院	
	出院人次	疾病构成	出院人次	疾病构成
眼和附器疾病	246	0.73	60	0.54
耳和乳突疾病	268	0.72	43	0.67
循环系统疾病	4881	13.68	1006	14.64
呼吸系统疾病	4066	12.00	678	14.60
消化系统疾病	2903	9.54	501	8.85
皮肤和皮下组织疾病	141	0.68	35	0.62
肌肉骨骼系统和结缔组织疾病	699	2.34	324	4.90
泌尿生殖系统疾病	1495	5.87	341	6.58
妊娠、分娩和产褥期	2503	10.49	606	8.27
起源于围生期的某些情况	301	1.79	87	0.79
先天性畸形、变形和染色体异常	71	0.43	10	0.15
症状、体征和临床与实验室异常所见，不可归类在他处者	463	1.76	48	1.09
损伤、中毒和外因的某些其他后果	2877	8.35	320	5.52
影响健康状态和与保健机构接触的因素	1083	4.58	59	0.98

表 16　民营综合医院出院患者各系统亚目平均住院日与平均住院费用

单位：天，元

ICD－10 名称	三级医院		二级及以下医院	
	平均住院日	平均住院费用	平均住院日	平均住院费用
某些传染病和寄生虫病	7.00	4714.97	7.00	3005.24
肿瘤	10.00	12361.82	9.00	6569.44
血液及造血器官疾病和涉及免疫机制的某些疾患	7.00	6717.44	7.00	4254.75
内分泌、营养和代谢疾病	9.00	7525.57	8.00	4644.54
精神和行为障碍	6.50	5498.85	6.50	3113.17
神经系统疾病	8.50	6647.30	8.00	4373.10
眼和附器疾病	5.00	5783.10	5.00	3325.74

续表

ICD－10 名称	三级医院		二级及以下医院	
	平均住院日	平均住院费用	平均住院日	平均住院费用
耳和乳突疾病	6.50	5258.23	7.00	3300.60
循环系统疾病	9.00	12478.03	9.00	5560.66
呼吸系统疾病	7.00	5961.81	8.00	4262.17
消化系统疾病	7.00	8009.96	7.00	4727.86
皮肤和皮下组织疾病	8.00	5290.96	8.00	3562.56
肌肉骨骼系统和结缔组织疾病	9.50	10764.70	8.00	4715.13
泌尿生殖系统疾病	7.00	6719.82	6.00	4399.06
妊娠、分娩和产褥期	5.00	5230.20	5.00	3534.76
起源于围生期的某些情况	5.00	6095.73	5.00	3533.79
先天性畸形、变形和染色体异常	7.50	9060.09	7.00	4675.93
症状、体征和临床与实验室异常所见，不可归类在他处者	5.00	6631.78	6.00	3565.31
损伤、中毒和外因的某些其他后果	10.00	11928.32	9.00	6032.34
影响健康状态和与保健机构接触的因素	7.00	7736.08	7.00	4453.26

表 17　民营综合医院出院患者各系统手术及操作种类

单位：种

ICD－9 名称	标准数量	三级医院	二级及以下医院
操作和介入	77	9	2
神经系统手术	139	27	9
内分泌系统手术	73	10	4
眼的手术	284	30	8
其他各类诊断性和治疗性操作	33	5	2
耳部手术	59	9	4
鼻、口、咽手术	179	43	15
呼吸系统手术	135	23	4
心血管系统手术	289	43	3
血液和淋巴系统手术	52	9	4

续表

ICD-9 名称	标准数量	三级医院	二级及以下医院
消化系统手术	471	107	31
泌尿系统手术	161	31	12
男性生殖器手术	104	18	5
女性生殖器手术	196	57	30
产科操作	64	13	7
肌肉骨骼系统手术	669	124	41
体被系统手术	108	28	12
各种诊断性和治疗性操作	783	32	7

表 18　民营综合医院出院患者各系统手术及操作人次

单位：人次

ICD-9 名称	三级医院	二级及以下医院
操作和介入	94	3
神经系统手术	267	43
内分泌系统手术	141	9
眼的手术	318	63
其他各类诊断性和治疗性操作	20	5
耳部手术	40	9
鼻、口、咽手术	343	68
呼吸系统手术	454	13
心血管系统手术	575	20
血液和淋巴系统手术	86	8
消化系统手术	2209	246
泌尿系统手术	247	38
男性生殖器手术	110	23
女性生殖器手术	1381	273
产科操作	2139	336
肌肉骨骼系统手术	1292	155
体被系统手术	712	66
各种诊断性和治疗性操作	831	52

表 19　民营综合医院出院患者重点疾病出院人次

单位：人次，%

重点疾病名称	三级医院		二级及以下医院	
	出院人次	疾病构成	出院人次	疾病构成
急性心肌梗死	90	0.43	4	0.07
心力衰竭	1588	4.77	284	4.51
脑出血与脑梗死	986	3.515	231	3.71
创伤性颅脑损伤	237	0.685	17	0.3
消化道出血(无并发症)	181	0.575	27	0.43
累及身体多个部位的损伤	56	0.21	14	0.15
肺炎(成人)	240	0.86	49	0.825
慢性阻塞性肺疾病	360	1.5	152	2.06
糖尿病伴短期与长期并发症	169	0.58	14	0.21
结节性甲状腺肿	37	0.125	3	0.05
急性阑尾炎伴弥漫性腹膜炎及脓肿	29	0.12	10	0.105
前列腺增生	69	0.225	15	0.26
肾衰竭	391	0.94	18	0.29
败血症(成人)	9	0.045	2	0.02
高血压病(成人)	393	1.415	93	1.365
急性胰腺炎	97	0.315	19	0.235
恶性肿瘤化学治疗	327	1.01	10	0.14

表 20　民营综合医院出院患者重点疾病病死率及再住院率

单位：%

重点疾病名称	三级医院		二级及以下医院	
	病死率	第 2~31 天非计划再住院率	病死率	第 2~31 天非计划再住院率
急性心肌梗死	0.01	0.00	0.00	0.00
心力衰竭	0.09	6.04	0.03	4.47
脑出血与脑梗死	0.04	1.36	0.01	1.19
创伤性颅脑损伤	0.03	0.00	0.00	0.00

续表

重点疾病名称	三级医院		二级及以下医院	
	病死率	第2~31天非计划再住院率	病死率	第2~31天非计划再住院率
消化道出血(无并发症)	0.01	1.23	0.00	0.00
累及身体多个部位的损伤	0.00	0.00	0.00	0.00
肺炎(成人)	0.02	0.44	0.00	0.00
慢性阻塞性肺疾病	0.01	6.13	0.00	3.39
糖尿病伴短期与长期并发症	0.00	0.83	0.00	0.00
结节性甲状腺肿	0.00	0.00	0.00	0.00
急性阑尾炎伴弥漫性腹膜炎及脓肿	0.00	0.00	0.00	0.00
前列腺增生	0.00	1.20	0.00	0.00
肾衰竭	0.00	7.68	0.00	0.00
败血症(成人)	0.00	0.00	0.00	0.00
高血压病(成人)	0.00	0.65	0.00	0.00
急性胰腺炎	0.00	1.28	0.00	0.00
恶性肿瘤化学治疗	0.00	25.64	0.00	2.69

表21　民营综合医院出院患者重点疾病平均住院日与平均住院费用

单位：天，元

重点疾病名称	三级医院		二级及以下医院	
	平均住院日	平均住院费用	平均住院日	平均住院费用
急性心肌梗死	8.77	30564.07	6.84	5510.16
心力衰竭	10.11	12772.87	10.00	6269.62
脑出血与脑梗死	11.35	13189.48	10.65	6124.54
创伤性颅脑损伤	12.54	14987.34	10.27	6511.99
消化道出血(无并发症)	7.35	9689.03	7.79	5503.27
累及身体多个部位的损伤	8.80	7842.52	7.50	3647.09
肺炎(成人)	9.48	9192.84	8.38	4480.12
慢性阻塞性肺疾病	9.77	8668.01	9.32	5794.14
糖尿病伴短期与长期并发症	10.54	8337.85	10.00	5166.19

续表

重点疾病名称	三级医院		二级及以下医院	
	平均住院日	平均住院费用	平均住院日	平均住院费用
结节性甲状腺肿	8.82	11091.13	8.33	7053.40
急性阑尾炎伴弥漫性腹膜炎及脓肿	8.73	9534.80	7.82	5721.38
前列腺增生	10.10	10333.25	9.50	5536.64
肾衰竭	10.93	9521.09	9.00	6258.67
败血症(成人)	10.59	14249.02	8.00	9586.39
高血压病(成人)	7.28	6033.28	8.14	3982.51
急性胰腺炎	8.66	13343.58	8.65	6315.12
恶性肿瘤化学治疗	7.33	8381.60	7.00	4591.71

表22　民营综合医院出院患者重点手术人次

单位：人次，%

重点手术名称	三级医院		二级及以下医院	
	手术人次	手术构成	手术人次	手术构成
髋膝关节置换术	61	0.81	9	0.68
椎板切除术或脊柱融合相关手术	78	1.04	20	1.09
胰腺切除手术	1	0.01	1	0.06
食管切除手术	5	0.05	5	0.13
腹腔镜下胆囊切除术	163	1.60	19	2.10
冠状动脉旁路移植术	9	0.07	2	0.03
经皮冠状动脉介入治疗	1	0.01	0	0.00
颅脑手术	91	1.25	15	0.86
子宫切除术	35	0.49	10	0.50
剖宫产	984	13.89	223	15.14
阴道分娩	695	12.01	42	1.08
乳腺手术	16	0.22	2	0.18
肺切除术	3	0.04	1	0.05
胃切除术	11	0.15	2	0.15

续表

重点手术名称	三级医院		二级及以下医院	
	手术人次	手术构成	手术人次	手术构成
直肠切除术	16	0.23	2	0.16
肾与前列腺相关手术	41	0.47	7	0.49
血管内修补术	1	0.01	0	0.00
恶性肿瘤手术	81	1.03	5	0.38

表 23　民营综合医院出院患者重点手术病死率及重返手术室率

单位：%

重点手术名称	三级医院		二级及以下医院	
	手术病死率	重返手术室率	手术病死率	重返手术室率
髋膝关节置换术	0.00	0.02	0.00	0.00
椎板切除术或脊柱融合相关手术	0.00	0.04	0.00	0.00
胰腺切除手术	0.00	0.00	0.00	0.00
食管切除手术	0.00	0.00	0.00	0.00
腹腔镜下胆囊切除术	0.00	0.02	0.00	0.00
冠状动脉旁路移植术	0.00	0.00	0.00	0.00
经皮冠状动脉介入治疗	0.00	0.00	0.00	0.00
颅脑手术	0.12	0.14	0.01	0.00
子宫切除术	0.00	0.01	0.00	0.00
剖宫产	0.00	0.02	0.00	0.00
阴道分娩	0.00	0.00	0.00	0.00
乳腺手术	0.00	0.02	0.00	0.00
肺切除术	0.00	0.00	0.00	0.00
胃切除术	0.00	0.00	0.00	0.00
直肠切除术	0.00	0.00	0.00	0.00
肾与前列腺相关手术	0.00	0.01	0.00	0.00
血管内修补术	0.00	0.00	0.00	0.00
恶性肿瘤手术	0.00	0.06	0.00	0.00

表 24　民营综合医院出院患者重点手术平均住院日与平均住院费用

单位：天，元

重点手术名称	三级医院		二级及以下医院	
	平均住院日	平均住院费用	平均住院日	平均住院费用
髋膝关节置换术	18.50	60137.09	19.00	39310.74
椎板切除术或脊柱融合相关手术	15.00	43020.39	15.00	26583.15
胰腺切除手术	30.00	75401.32	25.50	59706.99
食管切除手术	24.00	59850.70	22.50	40040.03
腹腔镜下胆囊切除术	9.00	13953.19	9.00	8862.67
冠状动脉旁路移植术	27.00	83411.38	25.00	93070.50
经皮冠状动脉介入治疗	9.00	52205.65	11.00	49361.89
颅脑手术	20.00	57420.05	19.00	31904.46
子宫切除术	11.00	15826.27	11.00	9306.06
剖宫产	6.00	8961.41	6.00	5550.10
阴道分娩	4.00	4074.64	4.00	4105.17
乳腺手术	17.50	18979.21	17.00	12454.59
肺切除术	17.00	45538.69	22.00	33666.90
胃切除术	25.50	55747.49	21.50	33526.50
直肠切除术	22.50	43218.29	14.00	17373.59
肾与前列腺相关手术	15.50	18142.96	13.00	11903.44
血管内修补术	17.50	135150.15	18.00	95496.04
恶性肿瘤手术	18.50	31131.24	19.00	19198.68

三　专科医院住院病案首页数据

因上报住院病案首页数据的专科医院种类多，且各类专科医院的数量差异较大，故本报告不在此呈现专科医院的数据。

Abstract

The "Main indicators for the allocation of resource elements in the national medical and health service system in 2020" in National Medical and Health Service System Planning Outline 2015 – 2020 (2015 edition) put forward that there should be 1. 5 beds in "Social-resources Hospital" for "every thousand permanent residents". The past 2017 has become a landmark time in development of private medical services in China. In terms of institution numbers, allocation of human resources for medical care and bed numbers in hospitals, it has reached or nearly reached to 20% of the national medical service resources. Policy objectives achieved ahead of schedule. Social development has brought new space for development of private hospitals, and social-resources medical care is being supported by multiple policies from central and local governments. Social-resources medical care is a key point in Chinese medical reform. Under continuously supporting of policies, a new climax of social-resources medical care is initiated. Development of private medical care is promising.

Development section in the report focuses on several aspects of development strategy of private hospitals since 2017, as well as the current development situation of new medical institutions, and it includes implementation of "combination of medical care and health care" policy, doctors' groups, international tele-consultation services, third-party medical laboratories, etc. Private hospitals in China have developed rapidly in recent years. However, development of the industry still faces some challenges and questions from institutional mechanisms. It is necessary to further standardize and optimize industry environment.

Operation section in the report focuses on investment and operation strategies of private hospitals from different aspects, which includes such as post-investment management and "Internet + medical treatment" chronic disease management system, so as to help private hospitals to improve management efficiency and develop towards a virtuous orientation.

Data section in the report publishes medical data analysis report of private hospitals in 2018, which includes data quality analysis for home page from 187 private hospitals in 2017 and data analysis from 72 specialized hospitals. The results suggested that private hospitals have much degree to improve data quality of home page, medical care ability and medical care quality.

Practice section in the report is a collection of practical experiences of private hospitals with good development momentum in recent years, which includes large-scale operation, attention to medical value and management of human resource, and benign hospital culture to promote private hospitals' operating performance and efficient development, focusing on the regional layout and so on, and it provides beneficial experience for sustainable and scientific development of private hospitals.

Keywords: Private Hospital; Collectivize; Medical Data

Contents

I General Report

Abstract: To learn current development condition of private hospitals in order to know and judge role and effect of private hospitals in Chinese healthcare system. The method is Descriptive analysis of resource allocation, service capabilities and financial status of private medical services by using data of National Health Statistics Yearbook from 2011 to 2018. By 2017, resources and service capabilities of Chinese private medical services have developed rapidly, and level of resource allocation has exceeded or approached 20% of national medical service resources, and service capacities for outpatients and inpatients accounts for about 15% of level of national hospitals. However, private institutions have lower efficiency and higher financial risks. At present, private medical service in our country is developing rapidly, but there are still a series of problems such as high risks.

Keywords: Private Hospital; Healthcare Service; Development Trajectory

Ⅱ Development Reports

Abstract: With development of aging in China, carrying forward the combination of medical treatment and nursing care is an important strategic deployment to improve old-age services in China, and it is also a new growth point of economic development, which reflects the inevitability of population structure changes and economic and social transformation. In China, main organizations of combination of medical treatment with nursing care are private institutions and non-public institutions for elderly nursing care, and they are grass-roots medical institutions rather than public hospitals. However, in the process of carrying out the policy, there are situations such as "the more emphasis is made, the more possibility of execution by local governments" and "the little the difficulty of execution, the more possibility of execution" . of Multi-departments participation and cooperative mechanism and doing itself responsibility only have limited policy execution in a certain degree are main reasons. For example, administrative separation under the management of each one department may lead to the difficult for combination of medical treatment and nursing care, and department cooperation caused by the monopoly of medical resources, and all above reasons aggravate seriousness of this problem. Therefore, long-term care insurance should be developed actively, local governments should be encouraged to restructure public hospitals and institutions for elderly nursing care that are in debt, and "separation of medical treatment and nursing care" should be advocated in the context of reform for medical and health system to realize combination of medical treatment and nursing care.

Keywords: Combination of Medical Treatment and Nursing Care; Nursing Care for Elderly; Policy Interpretation; Social Capital

Abstract: At present, various forms of doctor groups continue to emerge in China. These groups are differences in terms of running ways, contracting agencies, identities of contracted doctors, degree of business development and so on. In contrast, groups in United States and United Kingdom have a long time of practice, and their valuable development and regulatory experiences are worth learning. In order to standardize and guide development of doctor groups, relevant laws and regulations should be further improved, clarify the nature of their institutions, standardize their behavior in diagnosis and treatment, improve their personnel training system and so on in China in order to promote virtuous development of Chinese doctor groups.

Keywords: Doctor Group; Group Practice; System Regulation

Abstract: In recent years, with development of market demand and promotion of policy, international telemedicine services have received widely attention by medical service institutions and patients in China. By analyzing main reasons and current situation of the rapid development of international telemedicine service in China, this paper summarizes main service modes and practice ways of international telemedicine service at present. It is found that international telemedicine service still faces some major problems such as unclear standards, imperfect system and difficult assessment. In view of the above problems, it is suggested that concepts and admission standards of international telemedicine service should be further clarified, improve relevant laws and regulatory mechanisms, establish corresponding evaluation systems and improve charging and compensation mechanisms to promote orderly development of international teleconsultation services in China.

Keywords: International Teleconsultation Services; Overseas Medical Treatment; Research and Investigation

Abstract: As a medical institution with independent legal qualification, Independent clinical laboratory (ICL) mainly provides services such as clinical examinations and pathological diagnosis to other medical institutions through cooperation with them. ICL may reduce inspection costs of clinical examinations and improve inspection efficiency and specialization of laboratories through intensive management. ICL in developed countries such as Europe, America and Japan has been well developed and stably run, while ICL in China has only a history of more than 20 years. In recent years, with continuous promulgation of incentive policies by national government and progress of medical technology, ICL in China has been developed rapidly, but the overall market share of ICL is still very small. ICL in China still faces some challenges and mechanism problems. It is necessary to further standardize and optimize the industrial environment. As a leading enterprise of ICL in China, Kingmed company has accumulated useful experiences in collectivization, chain and large-scale laboratory running. It provides high-quality and efficient services for medical institutions through continuous innovation and improvement for service models, and therefore Kingmed company may provide experience of management for developing ICL in China.

Keywords: Independent Medical Inspection; Independent Clinical Laboratory; Chain-orientation

Ⅲ Operation Reports

Abstract: Post-investment management is a very important part of development and running of private hospitals. Its main role is to formulate strategic system for hospitals and methods and capabilities to implement the strategy. The main contents of post-investment management for private hospitals are to assist in implementation of strategic planning, supervise cultural construction of hospitals, guide running and management of hospitals and analyze human resources management and cost. At present, the main problems in post-investment management of Chinese private hospitals are that there is too little management or excessive management. Therefore, post-investment managers of private hospitals should strengthen communication, improve ourselves, clarify strategic positioning and focus on key tasks in order to promote sustainable development of private hospitals.

Keywords: Private Hospitals; Investment; Post-investment Management

Abstract: With application and development of technologies such as mobile internet, internet of things, cloud computing and big data, "Internet + medical care" is improving the management system of chronic disease in an all-round way and bringing opportunities and unprecedented changes for chronic diseases management. Internet and internet of things will become new auxiliary way of treating diseases and saving people, and gradually create a new ecology in the field of chronic diseases. Managers in private hospitals should recognize the situation, seize the strategic opportunity and integrate into the new medical reform as soon as possible.

Keywords: Internet + Medical Care; Chronic Diseases Management; Private Hospital

B. 8 Current Situation of Medical Quality Management System in Private Hospital in China

Ma Liping, *Chen Ye* / 131

Abstract: In order to understand the current status of private hospital healthcare quality system, the National Institute of Hospital Administration and the China Hospital Association Private Hospital Management Branch jointly carried out the evaluation and research of medical quality management in private hospitals in China. The results of data analysis and field research showed that the quality management system of private hospitals with large scale and long history is relatively improved, and there is little difference between the quality indicators of second level or above private and public hospitals. However, there is still a lap for private hospitals in the quality and safety of high-tech and high-risk medical procedures compared with public hospitals.

Keywords: Private Hospital; Healthcare Quality; Management System

Ⅳ Data Reports

B. 9 Quality Analysis of In-patient Medical Record Front Sheet in Private Hospitals from 2016 to 2017

Private Hospital Data Evaluation Research Group of Beijing Zhong Wei Yun Institute of Medical Data Analytics & Application Technology / 166

Abstract: Information of in-patient medical record front sheet is an important source of medical data statistics, an important basis for making medical plans and evaluating quality of medical services, and it is also a direct data source for DRGs evaluation. In order to learn current quality conditions of in-patient medical record front sheet in Chinese private hospitals, this report evaluated data quality in private hospitals that have continuously reported in-patient medical record front sheet data from 2016 to 2017. In 2017, 187 private hospitals, which are included in 25 provinces, municipalities or autonomous regions, reported 1, 867, 380 copies of in-patient medical record front sheet data. Compared with the data in 2016, quality of in-patient medical record front sheet data has slightly improved overall in 2017, but there is still a big gap compared with the data in public hospitals. After the popularization of DRG, quality of in-patient medical record front sheet will directly affect the survival and development of private hospitals. Therefore, it is urgent for private hospitals to strengthen quality control of in-patient medical record front sheet and improve quality of in-patient medical record front sheet through effective systems and tools.

Keywords: Private Hospital; In-patient Medical Record Front Sheet; Quality of Data; Quality Control

Abstract: This article analyzes in-patient medical record front sheet data from 72 private specialized hospitals in 2017 reported on Zhong Wei

Yun Institute of Medical Data platform. The 72 private specialized hospitals of different levels involve 18 specialties from 19 provinces, municipalities or autonomous regions in China. The medical service abilities of Chinese private specialized hospitals have been evaluated preliminarily. It also counts the top 10 major diseases in the eye hospitals, cancer hospitals, cardiovascular hospitals and orthopedic hospitals according to number of discharged inpatients from high to low. All data are obtained after data cleaning, standardization processing and accurate analysis. The data source is true and reliable with a certain representativeness, and it may basically reflect medical service capabilities and medical technology levels of Chinese private specialized hospitals.

Keywords: Private Hospital; Specialized Hospital; Data Statistics

V Practice Reports

Abstract: Independent hemodialysis centers emerged as a new category of medical institutions in 2010, which was established a national unified norm and promoted nationwide after publishment of the [2016] No. 67 document by National Health and Family Planning Commission in December 2016. Development of independent hemodialysis center industry has promoted reasonable distribution of medical resources and improved treatment rate of uremic patients. More and more uremic patients can choose more convenient and high-quality dialysis services to reduce cost of family medical treatment and social burden. As one of the pioneers in the industry, Dakang medical co. , LTD. adheres to chain development of standardization, specialization and homogenization, which forms the core competitiveness and achieves rapid development in a short period.

Keywords: Chronic Kidney Disease; Independent Hemodialysis Center; Private Hospital; Differentiated Services; Chain Running

Abstract: With the development of times and changes in medical industry, social medical care organizations are developing continuously. Based on current demands for development, it is necessary for social medical care organizations to continuously transform and upgrade in accordance with their own reality so as to make full use of their objective advantages and potential in order to carry out diversified competition with public hospitals. Combined with long-term experience of running Boya system hospital, this paper summarizes various kinds of potential development models of social medical care organizations, and then it summarizes regional chain of medical management mode with Boya characteristics, which aims to extract advantages such as large-scale running, focusing on medical value and human resources management and improving comprehensive management capability.

Keywords: Social Medical Care Organizations; Regionalization; Collectivization

B. 13 Hospital Culture in Contribution of Sustainable Development of Private Hospitals by Thinking about Hospital Culture of Liangmei Stomatological Hospital Group as an example

Xu Zebin / 221

Abstract: Hospital culture is the soul of a hospital, which is formed on the basis of core value system of a hospital. It has a continuous common cognitive system and habitual behavior mode. This common cognitive system and habitual behavioral mode enable hospital employees to reach a consensus with each other and form a psychological contract. Benign hospital culture of private hospitals may promote business performance and efficient development, and it may even become the source of sustainable development of the hospital.

Keywords: Hospital Culture; Private Hospitals; Sustainable Development

B. 14 Cultural Connotation and 30 Years of Development in Chaoju Eye Hospitals Group

Zhang Bozhou / 228

Abstract: Chaoju Eye Hospitals Group was founded in 1988, which has grown from an eye clinic to an eye hospital group, from Inner Mongolia to the whole country, and it has become one of the most influential eye hospital brands. The hospital has always carries out the purpose of "satisfying patient satisfaction, contributing to employee development, benefiting efficiency and efficiency improvement of hospital", and it also focuses on regional layout, realizes regional coordinated development and implements discipline construction goals. The hospital group also ensures that innovation becomes an important part of hospital group development. It promotes transformation of hospital service model and builds the sustainable core competitiveness of the hospital in order to embark the hospital on a sustainable scientific development.

Keywords: Private Hospital; Eye Hospital; Hospital Management; Hospital Culture

Ⅵ Appendices

皮书起源

“皮书”起源于十七、十八世纪的英国，主要指官方或社会组织正式发表的重要文件或报告，多以“白皮书”命名。在中国，“皮书”这一概念被社会广泛接受，并被成功运作、发展成为一种全新的出版形态，则源于中国社会科学院社会科学文献出版社。

皮书定义

皮书是对中国与世界发展状况和热点问题进行年度监测，以专业的角度、专家的视野和实证研究方法，针对某一领域或区域现状与发展态势展开分析和预测，具备原创性、实证性、专业性、连续性、前沿性、时效性等特点的公开出版物，由一系列权威研究报告组成。

皮书作者

皮书系列的作者以中国社会科学院、著名高校、地方社会科学院的研究人员为主，多为国内一流研究机构的权威专家学者，他们的看法和观点代表了学界对中国与世界的现实和未来最高水平的解读与分析。

皮书荣誉

皮书系列已成为社会科学文献出版社的著名图书品牌和中国社会科学院的知名学术品牌。2016 年，皮书系列正式列入“十三五”国家重点出版规划项目；2013~2018 年，重点皮书列入中国社会科学院承担的国家哲学社会科学创新工程项目；2018 年，59 种院外皮书使用“中国社会科学院创新工程学术出版项目”标识。

中国皮书网

（网址：www.pishu.cn）

发布皮书研创资讯，传播皮书精彩内容

引领皮书出版潮流，打造皮书服务平台

栏目设置

关于皮书：何谓皮书、皮书分类、皮书大事记、皮书荣誉、

皮书出版第一人、皮书编辑部

最新资讯：通知公告、新闻动态、媒体聚焦、网站专题、视频直播、下载专区

皮书研创：皮书规范、皮书选题、皮书出版、皮书研究、研创团队

皮书评奖评价：指标体系、皮书评价、皮书评奖

互动专区：皮书说、社科数托邦、皮书微博、留言板

所获荣誉

2008 年、2011 年，中国皮书网均在全国新闻出版业网站荣誉评选中获得“最具商业价值网站”称号；

2012 年，获得“出版业网站百强”称号。

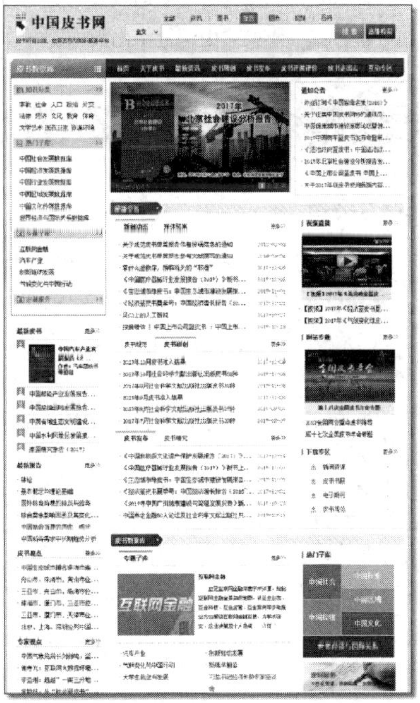

网库合一

2014 年，中国皮书网与皮书数据库端口合一，实现资源共享。

S 基本子库
UB DATABASE

中国社会发展数据库（下设12个子库）

全面整合国内外中国社会发展研究成果，汇聚独家统计数据、深度分析报告，涉及社会、人口、政治、教育、法律等12个领域，为了解中国社会发展动态、跟踪社会核心热点、分析社会发展趋势提供一站式资源搜索和数据分析与挖掘服务。

中国经济发展数据库（下设12个子库）

基于"皮书系列"中涉及中国经济发展的研究资料构建，内容涵盖宏观经济、农业经济、工业经济、产业经济等12个重点经济领域，为实时掌控经济运行态势、把握经济发展规律、洞察经济形势、进行经济决策提供参考和依据。

中国行业发展数据库（下设17个子库）

以中国国民经济行业分类为依据，覆盖金融业、旅游、医疗卫生、交通运输、能源矿产等100多个行业，跟踪分析国民经济相关行业市场运行状况和政策导向，汇集行业发展前沿资讯，为投资、从业及各种经济决策提供理论基础和实践指导。

中国区域发展数据库（下设6个子库）

对中国特定区域内的经济、社会、文化等领域现状与发展情况进行深度分析和预测，研究层级至县及县以下行政区，涉及地区、区域经济体、城市、农村等不同维度。为地方经济社会宏观态势研究、发展经验研究、案例分析提供数据服务。

中国文化传媒数据库（下设18个子库）

汇聚文化传媒领域专家观点、热点资讯，梳理国内外中国文化发展相关学术研究成果、一手统计数据，涵盖文化产业、新闻传播、电影娱乐、文学艺术、群众文化等18个重点研究领域。为文化传媒研究提供相关数据、研究报告和综合分析服务。

世界经济与国际关系数据库（下设6个子库）

立足"皮书系列"世界经济、国际关系相关学术资源，整合世界经济、国际政治、世界文化与科技、全球性问题、国际组织与国际法、区域研究6大领域研究成果，为世界经济与国际关系研究提供全方位数据分析，为决策和形势研判提供参考。

法律声明